Et si on allait vers l'harmonie en santé ?

Les Impliqués Éditeur

Structure éditoriale récente fondée par L'Harmattan, Les Impliqués Éditeur a pour ambition de proposer au public des ouvrages de tous horizons, essentiellement dans les domaines des sciences humaines et de la création littéraire.

Déjà parus

Messerschmitt (Jean-Pierre et Paul), *Confinement*, 2021.

Lebaron (Cécile), *En lieu sûr*, 2021.

Viellevoye (Josée), *Sur les chemins… Soixante-six impressions sur la marge du temps*, 2021.

Bodereau (Georges), *Vois petit combien l'automne est beau*, 2021.

Dr Saleh Baker Al-Tayar, *Autobiographie et parcours*, 2021.

Bédiot (Guy), *La pluie comme explication climatique*, 2021.

Gautier (Michel), *Partir de la tête au pied (de l'Essonne à la Toscane)*, 2021.

Desmons (Éric), *Épopée minuscule du boomer*, 2021.

Awazi Mbambi Kungua (Benoît Élie), *Le pape François de Laudato si' à Fratelli Tutti. Une herméneutique philosophique, politique et théologique*, 2021.

Masina Awazi (David), *Contingence, la bataille des élus, Roman*, 2021

Les impliqués
Éditeur

Ces dix derniers titres de ce secteur sont classés par ordre chronologique en commençant par le plus récent.
La liste complète des parutions, avec une courte présentation du contenu des ouvrages, peut être consultée sur le site :
www.lesimpliques.fr

Jonathan Leroy

ET SI ON ALLAIT VERS L'HARMONIE EN SANTE ?

L'être Totum, une théorie naturopathique vers la médecine intégrative

Avant-propos du Pr Luc Soubeyrand
et de Christophe Cannaud

Les impliqués Éditeur

Du même auteur

Pas d'autres livres sous le nom Jonathan LEROY mais un livre fait sous un pseudonyme :
Si un jour, Recueil Aphorismes sous le nom PaulSuzaGalapiat, Editions Le Publieur, 9 Décembre 2004

21 bis, rue des écoles, 75005 Paris

www.lesimpliques.fr
contact@lesimpliques.fr

ISBN : 978-2-343-22475-6
EAN : 9782343224756

« La connaissance est une navigation dans un océan d'incertitudes à travers des archipels de certitudes. »

Edgar MORIN

AVANT-PROPOS PILE

J'ai pris un grand plaisir à lire l'ouvrage de Jonathan Leroy, excellent plaidoyer pour que les humains d'aujourd'hui ne cassent pas l'héritage spirituel que nous ont légué depuis des siècles, voire des millénaires, philosophes, religieux et hommes de bonne volonté. Cet héritage est un outil tellement précieux pour construire notre résilience (un mot bien à la mode !), tant sur le plan individuel que sur le plan sociétal. Notre humanité, en effet, n'a pas à être détruite de fond en comble par une science matérialiste, dont le pan le plus radicalisé est présent dans le transhumanisme.

Dans un travail remarquable, Jonathan illustre les thèses avant-gardistes de Rupert Sheldrake, biochimiste de l'université de Cambridge qui, il y a quelques années, dans son livre *Réenchanter la science*, nous incitait à « voir le monde, d'une autre façon ».

Le titre de ce travail, *L'être Totum*, annonce d'emblée l'objectif et un vaste programme.

L'objectif étant de vivre bien et mieux, en préservant la santé. Il nous rappelle cependant que la bonne santé n'est pas un but ultime, mais un moyen d'atteindre d'autres valeurs. En essayant de définir la naturopathie, il propose au lecteur une vision différente de l'homme.

Il nous met en garde contre certaines dérives de la Science, à qui il reproche d'avoir trop souvent une pensée unique. Il nous demande d'adhérer à la pensée complexe (si bien analysée par Edgar Morin), qui nous incite à apprendre à relier, et non à séparer. Car une vérité n'est pas faite pour exclure, mais pour compléter, s'ajouter, partager.

Jonathan nous démontre que le Tout est supérieur à la somme de ses composants.

En nous rappelant les grands principes de la physique qui constituent le socle des énergies, Jonathan montre le sérieux de son travail, sérieux dont personne ne pouvait douter, vu son parcours universitaire et professionnel.

Après un passionnant tableau sur les énergies (énergie physique, énergie psychique, énergie spirituelle), qui lui permet de décrire l'homme sur un plan global, dans les trois plans d'énergies subtiles (le Totum), il nous amène à réfléchir sur les mystères qui entourent la vie : l'apparition de la vie, et l'émergence de la conscience qui restent toujours une énigme. Expliquer le comment de l'évolution ne démontrera jamais le pourquoi.

Si les nouvelles technologies croient avoir démontré que notre cerveau fonctionne comme un ordinateur, et donc qu'un ordinateur pourrait, un jour, remplacer ce cerveau, ce raccourci est bien trop rapide. L'apparition des sentiments, de l'esprit, de la conscience a mis en jeu, outre la génétique, la sélection naturelle, etc., des éléments que le déterminisme seul ne peut expliquer.

Avec la théorie de l'information ou de la convergence locale, Jonathan nous entraîne à l'horizon (ô combien ésotérique pour la majorité des humains) de la mécanique quantique : il est probable que la matière a la capacité de stocker de l'information. Il nous rappelle aussi que Rupert Sheldrake, avec sa théorie des champs morphiques, a montré le rôle capital de cette information.

Il met ainsi en exergue l'importance du spirituel, indispensable pour atteindre l'harmonie.

Nous retrouvons, en quelque sorte, les théories originales, à la fois scientifiques et métaphysiques, que certains « marginaux », comme le physicien Philippe Guillemant, ont proposées pour essayer de comprendre ce que pourrait être la conscience.

Ces théories proposent l'hypothèse d'un étage supérieur, situé en dehors de notre espace-temps, source de toutes les informations, et attribué à l'Esprit, mais que d'autres attribueront à Dieu ou autre équivalent.

Remarquons que l'on retrouve ces étages de la conscience dans la kabbale (les quatre mondes), et ailleurs, notamment dans les écrits et enseignements d'un grand Sage, à la fois hindouiste et chrétien, John Martin Sahajananda, qui propose une synthèse entre les religions occidentales et orientales en décrivant ainsi les quatre mondes : la conscience individuelle, la conscience collective, la conscience universelle et la conscience divine.

En faisant référence aux travaux de Michael Benzaquen (chercheur au CNRS), Jonathan nous persuade que la Nature, le Cosmos ont une conscience et organisent l'harmonie, en agissant sur les différents corps de l'être humain (corps physiques, corps émotionnels, corps énergétiques), qui reçoivent un message de l'étage supérieur par le biais d'ondes porteuses, différentes des ondes électromagnétiques (ondes scalaires, à vitesse quasi instantanée et de très grande portée [Nicolas Tesla]).

Ce chapitre très documenté, qui fait appel à la théorie quantique, devrait nous inciter à approfondir le sujet, étant donné l'importance de ses conséquences sur l'être humain. J'ai notamment été interpellé par le concept de « faim cosmique » attribué au neutrinos, une forme de lumière invisible, qui assurerait 50 % de nos besoins énergétiques, ce qui pourrait expliquer que dans des circonstances exceptionnelles, certaines personnes aient pu vivre longtemps, en se nourrissant uniquement d'air, d'eau et de lumière.

Dans notre civilisation occidentale, le ciel est devenu « vide » pour beaucoup de nos concitoyens ; il n'y a plus de cosmos, ni de divinités pour donner un sens aux vivants. Mais parce que nous ne savons plus croire, il n'est pas question de croire n'importe quoi et n'importe qui. Méfions-nous de ne pas tomber dans le travers d'une société où l'individu circulerait, comme dans un supermarché, avec son caddie, pour choisir son propre crédo.

Souhaitons que la Science, omnisciente, matérialiste, dogmatique, s'ouvre au dialogue et au débat, sur des sujets encore tabous : Le phénomène de la vie et l'esprit peuvent-ils se réduire à la physique ? La vie et la conscience peuvent-elles s'expliquer en termes de physique ? On ne peut plus faire comme si science, éthique, philosophie et « pensées abstraites » étaient des voies parallèles qui n'avaient rien à se dire. Souhaitons donc que tous les acteurs concernés sachent se parler, en excluant toute compétition.

Le travail de Jonathan Leroy va bien dans ce sens. Il y expose avec clarté les principes théoriques qui justifient l'approche énergétique ou informationnelle dans l'équilibre global de la santé. Il en déduit d'une manière très rationnelle, une proposition d'outils simples, avec des méthodes mesurées, prudentes, complémentaires, donnant un utile éclairage sur la naturopathie ou les médecines intégratives.

Docteur Luc Soubeyrand

Professeur de médecine

Agrégé du HIA du Val-de-Grâce (Paris)

AVANT-PROPOS FACE

Ma mission de vie est celle de transmettre la naturopathie, et sans doute autre chose à travers elle. Depuis celle, au milieu du siècle dernier, synthétisée avec génie par Pierre Valentin Marchesseau que j'ai bien connu, à celle « rénovée » que j'enseigne aujourd'hui, un chemin a été fait. Le travail de Jonathan, qui s'est formé à ce métier dans mon école, apparaît maintenant comme la naturopathie de demain, un « art de vivre » qui intègre, sans tabou, la matière et l'esprit, la science et la spiritualité, tant est que ces deux notions, a priori séparées, ne le soient que dans l'illusion imposée par les limites de notre perception cérébrale actuelle. Je reste persuadé que le niveau énergétique très élevé que va connaître de façon très proche notre humanité, a déjà été connu, et que la spirale repasse seulement sur du « connu » revisité...

Tout est énergie et tout est information. Comme en parle si bien Nassim Haramein, si nous étions dans l'eau et observions des vortex se former par-ci par-là, nous pourrions plus facilement imaginer que nous sommes aussi dans l'eau et que nous en sommes composés. Mais ce vide qui nous sépare tous, nous, les autres règnes, les planètes, les galaxies, et qui constitue près de 99 % de l'espace, nous donne l'illusion non seulement de la séparativité, mais aussi d'une différence de constituant.

Alors que les Hommes butent encore sur des couleurs de peau, le paradigme du monde de demain est pourtant déjà là qui nous impose, par la science et la conscience, l'évidence de l'unité. Unité du sens du voyage, sans aucun doute qui résonne avec l'unité primordiale de notre origine, mais aussi unité de l'énergie unique qui danse en nous dans des tableaux variés aux densités différentes faisant illusion d'apparence, comme si les iris et les arbres des œuvres de Claude Monnet décidaient subitement de dénier qu'ils sont faits de peinture, et revendiquaient une différence en s'appuyant sur leurs habits d'apparat et de théâtre.

Dans ce grand spectacle où l'abondance de la vie jaillit en tous sens et se recueille parfois, Jonathan a su, dans ce livre, relier, allier, unir. En ce sens, le Pr Marchesseau aurait été fier de lui, lui qui aimait tant l'intelligence des Hommes qui savent unir et synthétiser, mais surtout qui savent, au-delà des apparentes séparations, trouver le substrat qui relie tout. Einstein avait voulu soustraire à sa vision du monde la notion d'éther, et c'est à la fin de sa vie, bien tard, trop tard sans doute, qu'il l'a remise pour tenter d'expliquer l'inexplicable, le sous-jacent, ce « substrat » invisible qui emplit tout, qui soutient tout, qui permet tout.

Cet espace vide pour les yeux et plein pour autre chose, que Saint-Exupéry savait si bien décrire et qui conclut cet ouvrage, ce support qui recèle d'informations, ces informations mystérieuses que même les plus grands chercheurs et astrophysiciens comme Hubert Reeves ne savent pas d'où elles proviennent. On peut parler de lois, de règles, dans les règnes de la matière inerte comme dans ceux de la matière vivante, on peut observer et mesurer leurs impacts et leurs applications tangibles, mais lorsqu'il s'agit de trouver l'origine de ces lois et encore plus leur destination, on ne sait pas, les plus grands scientifiques ne savent pas... Ils appellent cela « le mystère ».

Avec le temps, j'ai appris à respecter ce mot et à le chérir aussi, comme dans la fable de la « poule aux œufs d'or », avec la prudence d'Icare. Parfois il faut s'arrêter, et juste vivre, juste « laisser passer en nous », au sens presque taoïste du vieux sage Lao-Tseu du « laisser faire » ou du « laisser se faire », cette énergie abondante paraissant sans limites, jaillissant comme les peintures d'un artiste invisible, volant vers des desseins inépuisables les plus fous.

La nature est tellement merveilleuse... Laissons-la nous « ensauvager » comme le propose le génial archéologue expérimental Kim Pasche dans ses stages d'immersion. Si elle ne nous permet pas de démasquer son mystère, du moins de notre vivant, elle semble nous permettre de le vivre et de l'exprimer, par tous les canaux de nos veines, de nos nerfs et de nos méridiens. La naturopathie semble être, pour les Hommes, ce mode d'emploi ancestral, simple et évident, qui permettrait à l'humain de devenir cette antenne, complète et holistique comme le décrit si bien Jonathan.

Personnellement, pour apprécier particulièrement cet être et pour savoir qu'il a récemment failli avoir accès au mystère trop tôt, je remercie le destin de nous l'avoir gardé en vie, car c'est sans aucun doute ce frôlement entre les deux mondes qui lui a permis de réaliser avec autant de profondeur cet ouvrage, que je conseillerai à mes futurs élèves de demain...

Christophe Cannaud

Naturopathe

Directeur du collège de naturopathie rénovée

André Lafon

Cofondateur « Aux Sources de Gaïa »

Remerciements

Ce que je vous offre est le résultat de dix années de recherches et de voyages dans *mon monde extérieur* à travers des rencontres sublimes avec des personnes expertes dans leur domaine et qui ont choisi la voie du partage avec tous et avec *mon monde intérieur* afin de mieux comprendre ce que je suis et quel est mon chemin de vie.

Tels le yin et le yang, ces deux mondes se sont nourris l'un et l'autre pour arriver à ce jour à cette étape claire de ma vie.

Merci donc à l'univers, aux synchronicités, à la vie ou au hasard pour m'avoir permis de grandir lors de chaque rencontre.

Merci aux mondes intellectuels et philosophiques de m'avoir partagé leur pensée avancée et Edgar Morin a une place particulière sur ce chemin de par son encouragement et son engagement.

Merci au monde médical ouvert (Olivier, Gérard, Luc...) qui m'a donné confiance dans la convergence des pratiques pour le bien-être de tous avec la plus grande humanité : patients, consultants, praticiens et aidants.

Merci au monde naturopathique de m'avoir accueilli, car c'est là qu'est une grande partie de ma famille. De notre père, Pierre Valentin Marchesseau à ses enfants, je les remercie tous de leurs lumières (Christine, Christophe, Carole-Anne, Jérôme, Pascale, Nathalie, Julien, Daniel,

Hélène, Lise, Ariane, Corinne, Françoise, Stéphanie, Fabienne...).

Merci à ce merveilleux collectif TERRA SOI qui unit nos forces de transformation et d'amour vers une envie d'un monde plus humain.

Merci à mon monde professionnel de l'architecture d'avoir nourri une de mes aspirations de créativité et de réalisation dans notre quotidien (Jacques H., Jean P., Jean-Louis R., Zaha H., Jean C., Cédric M., Camille G., Stéphanie F.).

Merci à mes frères bouddhistes zen (Taisen Deshimaru, Jean Claude, Les Brunos, Huguette, Roland, Hélène, Éric...) de m'avoir accompagné sur la voie de la méditation depuis plus de 25 ans.

Merci à ma maman Joëlle, ma sœur Morgane et toutes les lumières de ma famille de sang, mais aussi tous les frères et sœurs de Cœur qui ont éclairé ma Vie de la Beauté de l'amour dans la paix et l'harmonie.

Merci immense et éternel à mon exceptionnel ange Sophie et ma merveilleuse Nora.

Merci à chaque homme et femme rencontrés dans ma vie, car chacun a apporté sa pierre à mon édifice.

PREAMBULE

Totum : Le totum d'une plante est une notion de phytothérapie désignant la globalité d'une plante. Elle est la recherche ultime de recueillir l'ensemble des principes actifs de chaque composant de la plante.

Le totum d'une plante a des effets supérieurs à celui de ses constituants. Comment transcrire cette notion de totum chez l'être humain ?

Quels sont ces grands principes constituants subtils et comment leurs combinaisons permettent l'épanouissement d'un être humain global dans sa complexité ?

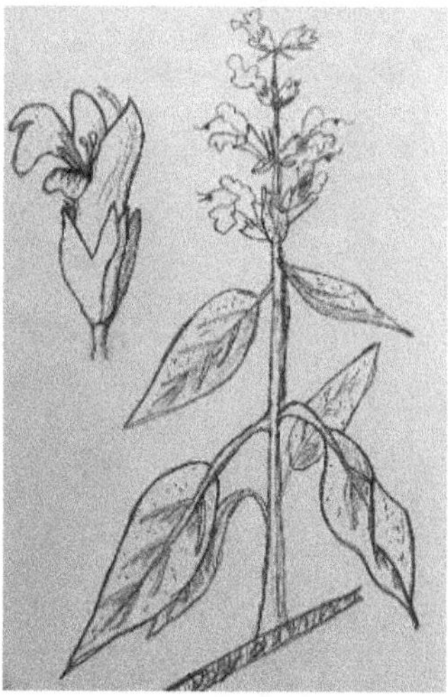

Sauge officinale

RESUME

Cet ouvrage est une proposition à voyager pour mieux comprendre ce que nous sommes et quelle est notre complexité.

Mieux se connaître pour mieux s'occuper de nous.

Pourquoi ?

Simplement pour vivre en cohérence et en accord avec soi-même, notre nature profonde, mais aussi notre belle Terre mère.

Ce livre est avant tout destiné au grand public et il sera bâti à travers le filtre du regard du naturopathe. Cette vision prend en compte le dialogue entre notre écologie individuelle et notre écologie collective.

Je vous propose dans un premier temps de poser les bases de l'approche intellectuelle de ce parcours puis dans un second temps de vous parler différemment de l'homme à travers ses nombreuses composantes subtiles. Ensuite, après avoir posé les bases de la considération de la santé au naturel, je vous proposerai des outils simples pour vous guider dans la bonne prise en main de votre destin et de votre pleine vitalité.

« Il est précisé que les conseils et techniques ci-dessous ne sont pas à considérer en remplacement des prescriptions médicales. »

INTRODUCTION

SUR LA SCIENCE, LA PHILOSOPHIE, LES DECOUVERTES & LA THEORIE

Avant de découvrir la pensée que je vous propose, il est nécessaire de prendre quelques précautions. En effet, prendre le risque d'imaginer un nouveau monde est se soumettre à la critique et au scepticisme.

Cela est très sain et nécessaire pour faire avancer notre nouveau monde. Cependant, il convient de laisser la place à l'imagination et l'intuition pour ouvrir de nouveaux champs d'investigations.

Alors, prenez le temps de vous questionner et d'accueillir ces messages peut-être différents et sans jugements et peut-être ainsi vous permettre de découvrir et expérimenter de nouvelles aventures.

Nous parlons en effet de la liberté de croyance qui reste inscrite dans notre constitution et qui est mise à mal par la pensée unique et les dérives du conformisme.

Commençons donc par parler de modes de pensée !

Pour aborder le développement subtil de l'homme, il convient de prendre le biais d'**une approche globale et holistique.**

L'approche de **la pensée complexe** est nécessaire, car elle propose de ne pas céder à la décomposition basique et élémentaire pour intégrer la notion de tout et de un en même temps. Edgar Morin présente par exemple la pensée complexe suivant *trois théories* :

— *la théorie de l'information ; la cybernétique ; la théorie des systèmes. Ce premier étage lui fournit la notion d'organisation.*

— *À cette première couche, il ajoute la notion d'incertitude et de l'ordre issu du désordre qu'il résume par la formule : ordre/désordre/organisation. Ce deuxième étage lui procure la notion d'auto-organisation.*

— *À quoi il ajoute encore trois principes qui lui sont propres : le « principe dialogique » ; le « principe de récursion » ; le « principe hologrammatique ».*

Cet ouvrage a donc pour objectif de présenter les bases **d'une théorie unificatrice** afin de présenter une voie de recherche à approfondir sur la prise en compte de l'approche dite énergétique ou informationnelle dans l'équilibre global de la santé d'une personne.

Cette théorie sera appelée la **théorie de la Convergence**.

« Pensées globales, agir local »

La théorie de la Convergence exprime le lien :

— entre la **convergence globale** de l'information qui contient les bases de l'harmonie et de l'équilibre

— et la **convergence locale** qui fait le lien avec l'individu.

— Ce lien se fait par la **convergence de transition** qui permet de connecter ces deux convergences et qui existe en tant que véritable entité. Chaque convergence vibratoire ou informationnelle se superpose avec les corps énergétiques : physique, émotionnel et spirituel.

Si cette superposition et l'alignement des convergences sont correctement réalisés, l'individu peut saisir **le sens** profond de son existence qui est la base fondamentale **d'une bonne santé**.

Cette précision permet de replacer la santé sur l'échelle des valeurs non pas comme un but ultime, mais comme un moyen d'atteindre d'autres valeurs.

André Comte-Sponville : *« C'est une société, une civilisation qui demande tout à la médecine. En effet, la tendance existe depuis déjà longtemps à faire de la santé la valeur suprême et non plus de la liberté, de la justice, de l'amour qui sont pour moi les vraies valeurs suprêmes. L'exemple que je donne souvent, c'est une boutade de Voltaire qui date du XVIIIe siècle, Voltaire écrivait joliment : J'ai décidé d'être heureux parce que c'est bon pour la santé. »*

Concernant l'approche dite scientifique, elle ne doit pas ainsi être dissociée d'un regard philosophique afin de bâtir une théorie solide.

Une théorie scientifique doit répondre à plusieurs critères, comme la correspondance entre la théorie et les observations. Une théorie doit permettre de réaliser des prédictions sur ce qui va être observé. La théorie doit résister à l'expérience et être compatible avec les nouveaux faits qui peuvent s'ajouter au cours du temps.

Ce livre a été réalisé au regard de ce prisme aux multiples facettes :

— Une approche philosophique

— Une construction théorique

— Une recherche d'expériences démonstratives

Notre sujet sera donc bien l'homme non pas sur un plan purement physique, mais sur un plan global. Edgar MORIN nous présente les dimensions multiples de l'homme suivantes dans *Penser global* :

— Un homme en tant qu'individu

— Un homme en tant que membre de la société

— Un homme en tant que membre de l'humanité

Je propose en effet de décrire l'homme suivant ces plans d'énergies subtils :

— Un plan physique élémentaire

— Un plan psychique en lien avec ses émotions et son rôle social

— Un plan supérieur en lien avec sa connexion avec une conscience globale

Précisons ces plans composant le **TOTUM**... et permettant la congruence.

I :

L'ENERGIE, C'EST QUOI, POURQUOI ET COMMENT ?

Définition de l'énergie

Il est fréquent d'utiliser le nom énergie dès que nous intervenons dans le domaine des médecines complémentaires et alternatives.

Quand le médecin conventionnel arrive à une certaine limite de son investigation, il peut avoir tendance à décrire à son patient le caractère PSYCHOSOMATIQUE de sa pathologie. Le praticien de médecine complémentaire pourrait, lui, avoir le réflexe de dire, c'est ÉNERGÉTIQUE. La nature du désarroi est la même pour le praticien et pour le consultant. Il convient donc de préciser ce terme « énergétique ».

Cependant, ce terme peut difficilement être pris de manière générique, car l'énergie regroupe plusieurs facettes différentes. Ainsi, si nous parlons d'énergie de manière globale, il convient d'additionner les effets des 3 sous-catégories de l'énergie.

ÉNERGIE = Énergie physique + Énergie psychique + Énergie supérieure

Précisons maintenant chaque sous-catégorie.

a. Définition de l'énergie physique

L'énergie physique regroupe l'ensemble des forces élémentaires qui la génère.

En physique, l'énergie est une mesure de la capacité d'un système à modifier un état, à produire un travail entraînant un mouvement, un rayonnement électromagnétique ou de la chaleur.

Nous sommes donc une machine qui génère de l'énergie.

Elle répond aux principes suivants :

L'énergie ne peut ni se créer ni se détruire, mais uniquement se transformer d'une forme à une autre (principe de Lavoisier) ou être échangée d'un système à un autre (principe de Carnot). C'est le principe de conservation de l'énergie : l'énergie est une quantité qui se conserve.

Cette énergie est issue d'un mouvement et ce mouvement est généré par les 4 forces fondamentales de l'univers :

— La gravitation

— La force électromagnétique (tous les phénomènes de la vie)

— L'interaction forte (cohésion des noyaux atomiques)

— L'interaction faible (radioactivité)

Une de ces forces particulières va nous intéresser plus tard dans le déroulé de la démonstration, il s'agit de la force **ÉLECTROMAGNÉTIQUE.**

Cette force est la composante d'une onde électrique et d'une onde magnétique.

Cette onde explique une grande partie des phénomènes physiques comme :

— La lumière

— Les ondes radio ou micro-ondes

— Les différents rayons en imagerie (rayons X)

— Le rayonnement naturel (rayons gamma)

b. Définition de l'énergie psychique

« *L'énergie psychique* est une force quantitative qui procure à l'organisme la force de faire circuler l'information interne pour agir sur son environnement afin de satisfaire ses besoins ou de réagir aux agents stressants. »

Jung

Selon Lipps, la force psychique correspond à la possibilité que des phénomènes **mentaux spécifiques et dynamiques** (tendances, désirs, affects, attention, rendement, action, etc.) parviennent à s'actualiser pour atteindre un certain **degré d'efficacité**. Les potentiels énergétiques correspondent aux possibilités dont dispose l'homme pour agir, mais qui ne sont pas encore, ou ne seront jamais activés. **La force psychique et les potentiels énergétiques sont la condition de base de l'action à venir**. En leur absence, il n'y aurait pas d'action.

Comme le décrivait Keynes en 1933, depuis le début de l'humanité, l'Homme a consacré son temps et son énergie à satisfaire ses besoins essentiels. Puis au milieu du XXe siècle, l'homme accède à l'abondance matérielle. Cette abondance lui permet de satisfaire ses besoins essentiels en consommant très peu de temps et d'énergie. Ses besoins satisfaits, il est confronté à des surplus qui provoquent des déséquilibres internes à l'origine de troubles psychiques, de névroses ou de maladies. Pour se libérer, l'individu dispose de multiples manières de gaspiller ou de sublimer ces surplus de temps et d'énergie.

« C'est un problème effroyable pour un être quelconque, qui n'a pas de talent particulier, que de s'occuper, surtout lorsqu'il n'a plus de racines par lesquelles il communique avec la terre, de liens qui l'attachent aux coutumes et aux conventions chères à une société qui vit de traditions. » John Maynard Keynes

Cette force est donc un moteur de l'énergie physique.

Cette énergie répond aux besoins humains de vie, de survie, d'adaptation.

Cette force de nos jours peut être en conflit entre son inspiration propre et la pression forte de l'environnement. Cette tension sera donc à l'origine de nombreux déséquilibres mentaux et physiques. Cette énergie nous donne un cap dans nos actions, une direction claire qui nous permet de choisir notre chemin.

c. Définition de l'énergie spirituelle

L'énergie spirituelle est une échelle supérieure même si elle est au cœur des deux précédentes. Cette énergie prend en compte une connexion à l'énergie de la Terre et du Ciel. Cette énergie nous permet d'avoir les informations au quotidien pour trouver notre équilibre subtil et nous permet d'accéder à une intuition forte pour guider notre chemin.

À titre d'exemple, la Kuṇḍalinī est désignée comme « une énergie cosmique » ou « énergie vitale » développée par des techniques comme le yoga ou le tantrisme. Cette énergie est connectée par les centres énergétiques appelés CHAKRA. Chacun de ces centres a une connexion particulière avec notre corps et nos glandes endocrines, un sens particulier avec une dimension de nos vies, impactées par des éléments énergétiques particuliers comme des huiles essentielles, des fleurs de Bach, ou des bols chantants. Cela est une porte de sortie et d'entrée. Autour de ces points se développe une énergie qui les connecte et qui a besoin de sortie par le haut et par le bas. Nous pouvons aussi parler d'un besoin de connexion verticale.

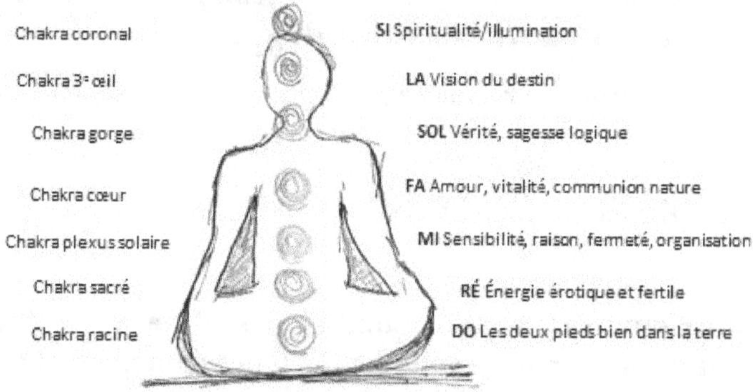
Chakra coronal
Chakra 3e œil
Chakra gorge
Chakra cœur
Chakra plexus solaire
Chakra sacré
Chakra racine
SI Spiritualité/illumination
LA Vision du destin
SOL Vérité, sagesse logique
FA Amour, vitalité, communion nature
MI Sensibilité, raison, fermeté, organisation
RÉ Énergie érotique et fertile
DO Les deux pieds bien dans la terre

Cette connexion supérieure nous permet de nous connecter à la fois à notre moi intérieur profond intime et à un moi supérieur qui est en lien avec notre intuition et nos aspirations.

d. Résumé

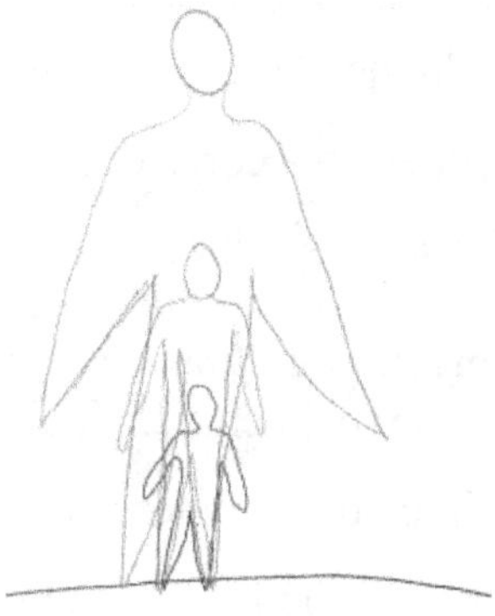

Pour résumer, l'énergie du corps humain intègre ces trois dimensions. Elles sont liées les unes aux autres et, pour être en cohérence, il est impératif de prendre soin de chacune d'elle pour qu'ensemble elles permettent l'équilibre dans l'expérience de vie.

Le totum se reconstitue...

B. Dimension vibratoire du corps humain

Comment peut-on unifier les différentes théories vibratoires pour expliquer le fonctionnement du corps humain ?

a. *Présentation des corps*

Les énergies présentées ci-dessus sont à considérer comme animatrices d'un système plus grand que nous appellerons un corps :

— Énergie physique => corps physique ou éthérique

— Énergie psychique => corps émotionnel

— Énergie spirituelle => corps énergétique

Ces corps agissent ensemble comme un résonateur qui permet de se connecter à une matrice d'informations supérieures. Cette matrice donnerait des informations :

— au corps pour se maintenir en équilibre,

— à l'esprit intime pour écouter son intuition,

— à l'esprit supérieur pour se lier à l'esprit universel.

Ces corps sont donc constitués par des énergies qui sont des vibrations et donc des ondes.

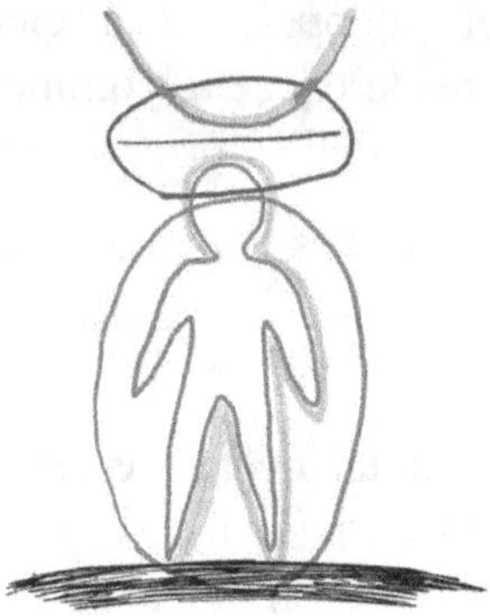

Que contiennent ces corps du totum ?

b. Théorie de l'information ou de la convergence locale

Il convient de considérer la matière non pas comme un solide mais comme une cohérence ondulatoire et vibratoire.

Le fameux $E = mc^2$ d'**Albert Einstein**...

La mécanique quantique et l'analyse du subatomique ont pu montrer qu'à cette échelle, les particules élémentaires sont sans cesse en activité, bougent, meurent, naissent ou se collisionnent.

Si un noyau atomique fait la taille d'un ballon de foot, le premier électron est à 50 kilomètres.

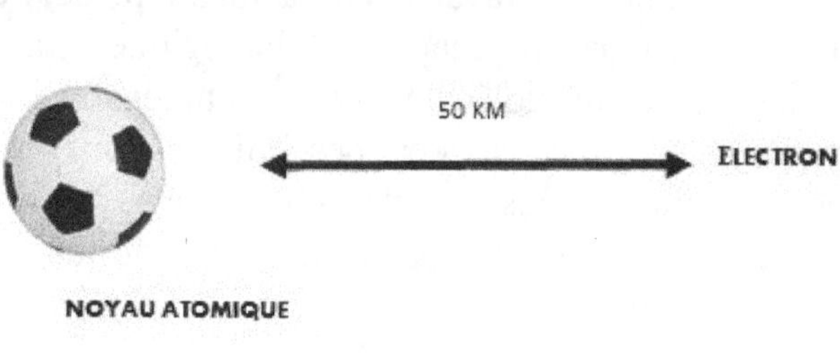

L'espace résiduel est appelé par la science du vide. Nous pourrions aussi considérer cela comme de l'inconnu et émettre l'hypothèse que de l'information pourrait s'y loger.

Les travaux scientifiques sont nombreux pour tenter de démontrer cette capacité de la matière à stocker de l'information.

L'élément fondamental de la vie est la molécule d'eau qui est présente à 70 % de la masse du corps humain et à 99,9 % du nombre total de molécules. Les interfaces et les interactions avec cette molécule sont donc essentielles dans son influence sur notre être global. Plusieurs chercheurs ont donc essayé de comprendre les capacités profondes de cette molécule et leurs intuitions et leurs travaux de recherche convergent.

Citons quelques exemples :

- *Masaru EMOTO* avec les messages cachés de l'eau : ce chercheur montre régulièrement que la structure cristalline de l'eau peut être modifiée par son environnement comme par exemple la musique ou des textes représentant des pensées négatives. Ainsi, il souligne la capacité des molécules de se mettre en harmonie quand l'environnement est dit positif.

- Le professeur *Jacques BENVENISTE*, chercheur à l'INSERM, initia les travaux sur la mémoire de l'eau. Il parla d'ordinateur informationnel biologique. La forme particulière de cette molécule et de son agrégation spatiale permettrait donc de stocker des informations. Jacques Benveniste publie sous ce titre : « La dégranulation des basophiles humains induite par de très hautes dilutions d'un antisérum anti-IgE ».

Le chercheur affirme être parvenu à activer une cellule sanguine avec une solution d'eau contenant un anticorps totalement dilué. Ce qui peut se comprendre que l'information biologique s'est conservée dans le liquide. Ces recherches sont à approfondir afin de pouvoir les reproduire de manière plus fiable et cela serait un pas vers une validation scientifique du principe subtil de l'homéopathie. Émettons l'hypothèse que la preuve de son efficacité est faite par contre depuis des années.

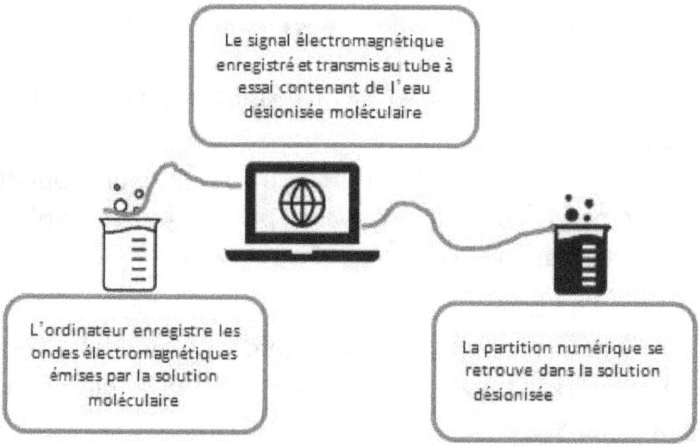

- Le professeur *Luc MONTAGNIER*, prix Nobel, voulant vérifier les travaux de Benveniste, arrivera aux mêmes conclusions et continue de travailler sur cette capacité de l'eau.

Il utilise non plus des allergènes, mais de l'ADN de virus (du sida en l'occurrence). Dans un documentaire, son expérience est présentée en deux temps : d'abord, dans son laboratoire à Jouy-en-Josas près de Paris, le médecin place un capteur près d'échantillons d'eau pure ayant été mis en contact avec un fragment d'ADN, enregistre des ondes électromagnétiques, les numérise et les envoie par courriel. Ensuite, à 1 700 km de là, à l'université de Salerne (Italie), une équipe de physiciens menée par Giuseppe Vitiello reçoit l'e-mail, reconstitue le signal, l'émet vers des tubes d'eau pure et y trouve de l'ADN identique à 98 % de celui de Jouy-en-Josas. Conclusion du médecin : l'eau a gardé la mémoire de l'ADN sous la forme d'une onde électromagnétique.

- Le docteur *Marc HENRY* a créé l'association Natur'EAU militant pour une approche quantique de la nature utilisant l'eau comme vecteur d'information. Il est à l'origine de nombreuses recherches sur l'analyse morphogénique de l'eau et la diffusion de cette théorie au grand public.
- Le 8 octobre 2014, l'Unesco organise un colloque sur « l'émergence d'un nouveau paradigme en biologie faisant intervenir les ondes électromagnétiques et certaines propriétés de l'eau ».

La recherche sur l'eau est étroitement liée à celle sur la physique quantique qui est encore en cours d'approfondissement.

En termes de biologie humaine, l'ADN en suffit plus à expliquer l'ensemble des phénomènes d'expression de la vie (30 000 gènes commanderaient 100 000 milliards de cellules). Il est probablement complémentaire de cette capacité de l'eau à capter des informations...

Il existe donc, dans les 3 corps, de l'information... Mais d'où vient cette information ?

c. *Théorie du champ d'information ou la convergence globale*

La notion de champ universel d'information a été développée par Rupert Sheldrake et il l'a nommée champs morphiques.

« La résonance morphique est l'idée que des choses identiques influencent en conséquence d'autres choses identiques à travers l'espace et le temps. Tous les systèmes qui s'organisent eux-mêmes possèdent une sorte de mémoire inhérente. Par systèmes auto-organisés, je fais référence aux atomes, aux molécules, aux cristaux, aux cellules, aux tissus, aux organes, aux organismes, aux animaux, aux sociétés, aux écosystèmes. »

Rupert SHELDRAKE

Ce biologiste s'appuie tout d'abord sur ces études dans le domaine du végétal et de l'animal.

Voici quelques expériences représentatives :

— **Acetabularia**

Cette algue montre que la morphogénèse peut avoir lieu sans les gènes. Si le rhizoïde contenant le noyau est détruit, l'algue continue de vivre pendant des mois et, si on ôte le chapeau, elle peut en générer un autre. Encore plus remarquable : si on prélève un morceau de la tige après cautérisation de la coupure, la partie située du côté où se trouvait le chapeau en verra repousser un nouveau.

— **Cristallisation**

Lorsque nous réalisons des opérations de cristallisation de molécules, il est noté un temps de cristallisation. Or il s'avère que plus cette expérience est réalisée, plus la nature apprend et le fait rapidement. Rupert SHELDRAKE a fait de nombreuses expériences pour le démontrer, et cela même à distance.

— **Augmentation du quotient intellectuel**

Il réalise de nombreuses expériences dans différentes universités du monde en faisant faire des tests et il s'avère que le taux de réussite et les délais de réponses s'améliorent d'année en année.

— **Connexion télépathique**

Il réalise le test suivant. Une personne donne 4 noms de personnes qu'elle aime, une des personnes va appeler, avant de décrocher, la personne donne le nom de la personne qui appelle. La statistique donne 25 % de chance, or le résultat est de 47 %. Cette connexion explique aussi un des premiers phénomènes qui troubla SHELDRAKE qui est celui du chien qui aboie longtemps avant l'arrivée de son maître. Il développa de nombreuses expériences aussi sur les connexions entre jumeaux.

— **Le blob, cet extraterrestre !**

Nous pouvons ajouter un autre exemple naturel, celui du **BLOB** ou *Physarum polycephalum* qui est un être unicellulaire mais qui peut faire jusqu'à 10 m^2 et cet organisme a 500 millions d'années. Dernièrement, des chercheuses et chercheurs ont même découvert qu'il peut apprendre et transmettre des connaissances à d'autres blobs. Comment cet organisme unicellulaire arrive-t-il à développer une telle intelligence ?

— À travers son livre, *Réenchanter la science*, Rupert Sheldrake aborde les dix croyances fondamentales en science et apporte un autre point de vue. L'approche de Sheldrake est aussi une autre vision de la science en mettant en avant un regard spiritualiste de la science et non une vue matérialiste. Cette conception reste minoritaire dans l'approche scientifique.

Cette notion de matérialiste et spiritualiste est intéressante et elle est pour moi de l'ordre de la liberté de croyance. Chacun est libre d'avoir son regard sur la science. La vraie question est plutôt celle de la tolérance envers cette liberté et de ne pas céder à des combats occultes.

Cette théorie du champ fait apparaître une notion générale d'**harmonie** qui rejoint d'un point de vue métaphysique la quête existentielle.

Quel autre sens donné à l'expérience de vie que celle de recherche de l'harmonie pour la paix intérieure et celle du monde ?

La vie se développe suivant **quelques principes d'harmonie**, prenons celui du nombre d'or, la proportion parfaite.

$$\varphi = \frac{1+\sqrt{5}}{2}$$

Ce nombre d'or est lié à la suite mathématique de Fibonacci : une suite d'entiers dans laquelle chaque terme est la somme des deux termes qui le précèdent. Elle commence par les termes 0 et 1 : 0, 1, 1, 2, 3, 5, 8, 13, 21, 34, 55, 89, 144...

Le rapport entre deux nombres de la série est la meilleure approche du nombre d'or.

La suite de Fibonacci permet de dessiner la spirale d'or présente dans de nombreuses formes.

Cette suite règle le petit comme le grand : la coquille d'escargot comme l'enroulement d'une galaxie ou les proportions de l'homme (diagramme anthropologique de Le Corbusier) comme celle d'un ouragan. L'homme a utilisé aussi cette proportion pour les constructions de ces lieux sacrés (temple du Parthénon, les pyramides de Khéops, le Taj Mahal, les cathédrales...). Elle met aussi en rapport les harmoniques des notes de musique ou bien permet de dessiner une fleur de vie.

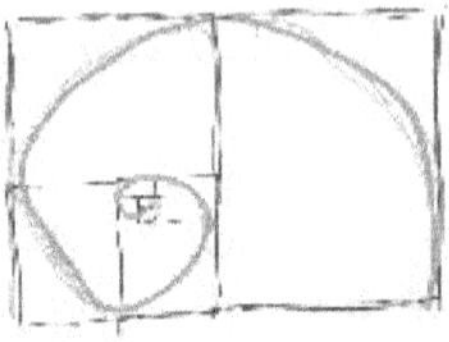 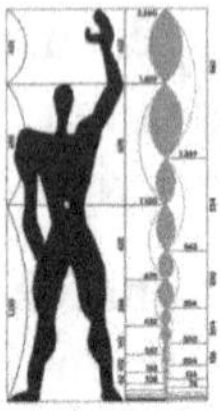 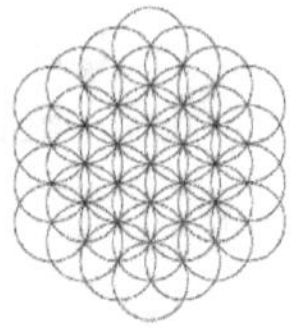

La proportion divine ou harmonie impacte donc notre environnement par les champs de torsion.

L'académicien russe Vlail Kaznatcheev a étudié l'interaction physique entre des champs de torsion et des éléments biologiques (cellules, bactéries...) à l'Institut de médecine clinique expérimentale et à l'Institut mondial d'anthropologie cosmique (Novossibirsk, Russie). Il a constaté l'influence négative des champs de torsion gauches sur les cellules ; à l'inverse, les champs de torsion droits sont apparus favorables au vivant.

De nombreuses études scientifiques, menées pour la plupart en Ukraine ou en Russie (et cela depuis plusieurs dizaines d'années), ont pu montrer donc l'existence d'un autre phénomène qui vient se superposer aux champs électromagnétique et gravitationnel : **le champ de torsion**. Ce champ informationnel est créé par le mouvement des particules élémentaires, mais aussi par la forme des objets. Selon le sens de rotation, nous aurons un **champ de torsion droit ou gauche.**

Une onde de forme va créer un champ de torsion statique, alors que la composante de torsion des ondes magnétiques peut générer la création d'un champ de torsion dynamique.

Notre cœur et notre cerveau sont producteurs de champs électromagnétiques décelables (électroencéphalogramme, électrocardiogramme), ils sont eux aussi générateurs de champs de torsion internes naturels qui pourront être altérés par résonance : les ions orbitant autour du noyau dans nos cellules réagissent par résonance au champ de torsion externe.

La référence aux champs d'informations a pris plusieurs visages au rythme des investigations de l'intelligence humaine.

Citons plusieurs exemples :

— **Archives akashiques ou champ du point zéro :**
On se réfère aux archives akashiques dans toutes les traditions et tous les enseignements spirituels : dans les Upanishad, on utilise le terme Akasha qui vient du sanskrit et qui signifie « substance primordiale ». C'est l'énergie qui assemble tout, celle de l'Amour à laquelle nous avons tous « un droit d'accès », comme à la connaissance. « Il suffit de demander ».

Encore plus simple qu'une connexion à internet !

Les premières références aux archives akashiques, ou le Livre éternel de la Vie, remontent à l'Antiquité. Dans la Bible, c'est « le livre de vie ». Des indications dans l'Ancien Testament évoquent un réservoir collectif de connaissances inscrites dans notre réalité. Chaque âme possède ses propres annales, tout comme il existe des mémoires collectives pour l'ensemble des âmes et l'ensemble de leurs voyages. Rudolph Steiner en parle dans un ouvrage en 1904. Le moine bouddhiste Lobsang RAMPA en fait le thème principal de son ouvrage *Le troisième œil.* Les archives akashiques sont comme l'ADN de l'univers. En visitant notre « ADN personnel » ou « mémoire akashique », c'est notre histoire d'âme que nous explorons. Il s'agit d'apprendre et d'évoluer en évitant les erreurs déjà commises et en prenant conscience de nos compétences et forces de vie.

— **Conscience collective :**

La définition de Gustav Carl Jung : « Ma thèse est donc la suivante : en plus de notre conscience immédiate, il existe un second système psychique de nature collective, universelle et impersonnelle qui est identique chez tous les individus. Cet inconscient collectif ne se développe pas individuellement, mais est hérité. Il se compose de formes préexistantes, les archétypes, lesquels donnent un sens aux contenus psychiques ».

— **L'intuition :**

Pour Platon, l'intuition est la saisie immédiate de la vérité de l'idée par l'âme indépendamment du corps.

Au contraire, pour Épicure, l'intuition est la saisie immédiate de la réalité du monde par le corps indépendamment de l'âme.

— **Noosphère par Theilhard de Chardin**

La noosphère, selon la pensée de Vladimir Vernadsky et Pierre Teilhard de Chardin, désigne la « sphère de la pensée humaine ». Le mot est dérivé des mots grecs *νοῦς* (*noüs*, « l'esprit ») et *σφαῖρα* (*sphaira*, « sphère »), par analogie lexicale avec « atmosphère » et « biosphère ». Ce néologisme a été introduit en 1922 par Teilhard de Chardin dans sa « cosmogénèse ». Une autre possibilité est la première utilisation du terme par Édouard Le Roy qui était, avec Teilhard, auditeur des conférences de Vladimir Vernadsky à la Sorbonne. Dans la théorie originelle de Vernadsky, la noosphère est la troisième d'une succession de phases de développement de la Terre, après la géosphère (matière inanimée) et la biosphère (la vie biologique). Tout comme l'émergence de la vie a fondamentalement transformé la géosphère, l'émergence de la cognition humaine transforme fondamentalement la biosphère.

— **Nagual & Tonal des chamans**

L'univers se compose de deux mondes parallèles ; le premier d'entre eux s'appelle le tonal (c'est-à-dire, le monde des choses matérielles) et le second, le nagual (le monde immatériel).

Nous communiquons avec le monde de la matière par la soi-disant première attention, transmise par les organes des sens du corps physique. Pour devenir capable de connaître le nagual, on doit développer la deuxième attention, la clairvoyance. Il y a également la troisième attention, au moyen de laquelle on perçoit le Créateur et Sa Manifestation.

— ***L'homme superlumineux* de Brigitte & Régis Dutheil**

Grâce aux nouveaux accélérateurs de particules, les physiciens arrivent à propulser des particules à une vitesse proche de celle de la lumière (300 000 km par seconde). À ces vitesses extrêmes, les lois qui régissent notre univers n'ont plus cours. Le professeur Régis Dutheil a montré par ses calculs et ses travaux que la théorie de la relativité n'était pas incompatible avec celle des tachyons, à condition de considérer une double réalité, l'une sous-lumineuse, l'autre superlumineuse. La première est celle de notre monde où le temps va du passé au futur en suivant le rythme des événements. La seconde est celle d'un univers complémentaire et symétrique au nôtre, qu'il a baptisé « espace-temps superlumineux », où la lumière peut se déplacer de 300 000 km/s à l'infini, où tout est instantané. Notre notion de temps n'existe donc plus et l'être superlumineux peut se déplacer d'un bout à l'autre de l'espace. Cet univers n'est constitué que d'informations et de conscience : toutes les informations (passé, présent, futur) et la conscience de toute l'humanité.

C'est une thèse qui rejoint les intuitions de certains philosophes de l'Antiquité et bouleverse les notions mêmes de naissance et de mort.

Reprenons donc, **l'harmonie** est une hypothèse de l'équilibre de la vie et cette information est stockée dans un espace qui peut porter plusieurs noms comme champ morphique, archives akashiques, noosphère...

Nous pouvons citer une étude récente qui nous fait prendre conscience que le nature organise l'harmonie. « Statistique et fractale JUIN 2020 », une étude de l'Institut polytechnique de Paris « Entre chaos et fractale » fait ressortir cette **complexité structurelle** qui est un des champs d'application de la **physique statistique**, qui la transforme alors en un **paramètre mesurable**.

Michael Benzaquen, chercheur CNRS au Laboratoire d'hydrodynamique, montre que des personnes trouvent la beauté dans des configurations géométriques statistiques qui sont semblables aux algorithmes et fractales de la nature. « Que la nature est belle ! »

L'harmonie est donc la capacité supra lorsque nous reconstituons le totum de l'homme.

Comment mettre en lien le champ morphique et les différents corps de l'être humain pour atteindre cette harmonie ?

d. Théorie du signal porteur d'information ou la convergence de transition

Les différents corps doivent donc recevoir un message supérieur pour se mettre en harmonie.

Ce lien se fait par le biais d'une onde porteuse qui ne serait pas de l'ordre de l'onde électromagnétique connue mais d'un autre type d'onde permettant une liaison d'un point A à un point B, d'une vitesse quasi instantanée et pouvant être de très grande portée.

Il s'agit de *l'onde scalaire* (théorie très proche du champ de torsion présenté avant).

Cette théorie fut initiée par Nikola TESLA (1856-1943) qui est un inventeur et ingénieur américain né en Serbie. On lui doit de nombreuses inventions comme le courant alternatif et le début de la téléphonie, le radar, les robots radiocommandés.

	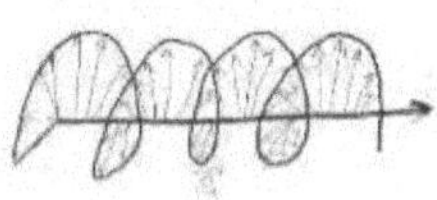	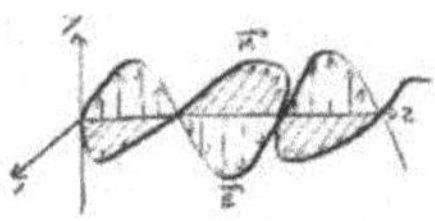
Nom	**Onde scalaire**	**Onde électromagnétique**
Découvreur	Nikola Tesla	Heinrich Hertz
Nature	Onde électrique ou magnétique longitudinale	Onde électromagnétique transversale
Progression	En vortex	En sinusoïde
Vitesse	Variable < c ou > c	Fixe = c
Décalage de Phase	Présent	Absent
Réception	En 1 point	Tous azimuts
Émission	Champ proche	Champ lointain
Rendement	Sur unitaire	Décroit avec d2
Pénétration	Très forte	Faible (faraday)
Exemple	Neutrinos. 5 % de l'énergie solaire 60 milliards de particules par seconde et par cm^2	Lumière visible, 1 % de l'énergie solaire

Les travaux de TESLA ont été repris et continués par Konstantin MEYL qui travaillera sur la création de machines permettant de transmettre des informations par ces ondes (en collaboration avec le Dr Hervé JANECEK).

Ces ondes sont en effet créées de manière artificielle, mais peuvent l'être aussi de manière naturelle. L'homme et les végétaux émettent aussi ces types d'ondes.

Ces ondes seraient la source de cohérences transmises par les magnétiseurs et chamans. Les mains sont l'émetteur principal par la particularité de leur bipolarité et leur capacité à créer ce champ. Ce champ se calibre sur une fréquence particulière qui est la fréquence de SCHUMANN qui est la valeur de vibration fondamentale du champ magnétique terrestre.

Définition :

« Les résonances de Schumann sont un ensemble de pics spectraux dans le domaine d'extrêmement basse fréquence (3 à 30 Hz) du champ électromagnétique terrestre. Ces résonances globales dans la cavité formée par la surface de la Terre et l'ionosphère, qui fonctionne comme un guide d'onde, sont excitées par les éclairs. Le mode principal a une longueur d'onde égale à la circonférence de la planète et une fréquence de 7,8 Hz ».

À titre de comparaison, voici les états de vibrations du cerveau dans différents états :

Onde GAMMA de 25 à 50 Hz

Activité mentale intense, création, méditation avancée

Onde BÊTA de 13 à 25 Hz

Éveil, activité courante

Onde ALPHA de 8 à 13 Hz

Relaxation, pleine conscience, hypnose légère

Onde THÊTA de 4 à 8 Hz

Relaxation profonde, méditation profonde, hypnose, transe

Onde DELTA de 1 à 3 Hz

Sommeil profond

De nombreuses expériences sont en cours pour tester ces équipements qui donc transmettent de l'information *via* une onde scalaire.

NOTA : L'information peut être positive pour l'homme comme négative, ce qui appelle des questions éthiques au développement de ces équipements.

Pour comprendre aussi ce mode de déplacement de l'information, il est nécessaire d'approcher la théorie de la physique quantique.

La question souvent posée est pourquoi parler de quantique au-delà du fait de mettre dans une catégorie quelque chose que nous ne comprenons pas !

La théorie quantique présente des principes fondamentaux qui permettent de donner une grille de lecture de la complexité :

— **Principe de matière et énergie :** En effet, nous sommes à la fois matière et onde, cette double appartenance permet d'expliquer des phénomènes suivant l'une ou l'autre des composantes de notre être ou bien les deux.

— **Principe d'intrication :** En mécanique quantique, l'**intrication quantique**, ou **enchevêtrement quantique**, est un phénomène dans lequel deux particules (ou groupes de particules) ont des états quantiques dépendant l'un de l'autre, quelle que soit la distance qui les sépare. Ce qui acte notre lien au-delà de l'espace et du temps. On peut donner l'exemple du lien entre les jumeaux ou celui de la mère et de son enfant qui sont reliés et peuvent ressentir ce lien.

— **Principe de superposition :** La matière peut avoir plusieurs états superposés à l'échelle microscopique. Cela rejoint la notion philosophique du « à la fois », dans le zen on dit « embrasser ses contradictions ». En physique, cela est illustré par l'expérience du chat de **Schrödinger**. Cela illustre aussi une approche globale dans l'approche de la santé. Pour amener à la santé, il faut donc prendre conscience de ces états parallèles.

— **Principe de l'indéterminisme :** En quantique, on ne peut pas prévoir le résultat d'une expérience, car le résultat est issu d'une statistique et non le résultat simple d'une opération. Cela va, en effet, au contraire de la médecine classique déterministe et pose le problème de la validation par des méthodes classiques analytiques des médecines alternatives.

— **Principe de l'intégrale du chemin :** Une particule peut être à plusieurs endroits à la fois et prendre plusieurs chemins. En termes de santé, cela signifie que lors d'un soin, notre information va aller dans plusieurs endroits, il faut donc lâcher prise dans l'intention, car le chemin peut être plus grand que celui défini par notre volonté.

La lumière va donc agir sur les corps en mettant en place ces principes. La lumière est porteuse de vie de prana et d'informations : Alexander POPP a conceptualisé ce principe par le **BIOPHOTON** comme unité biologique de lumière (*midichlorian* en langue Star Wars !). En jouant sur la qualité de cette lumière et par une sélection de ces fréquences, nous pouvons informer notre corps d'actions à lancer : d'une manière plus large avec l'héliothérapie ou la musicothérapie ou de manière plus précise avec la miltathérapie ou la chromatothérapie.

C. Résumé

L'être humain, pour conserver l'harmonie de ces corps énergétiques (physique, émotionnel et spirituel) ou son totum, a besoin :

— d'une composition interne en eau de bonne qualité comme récepteur de la **convergence locale**,
— d'une connexion aux champs morphogénétiques qui est l'émetteur de la **convergence globale**,
— d'une bonne qualité de signal pour relier les deux précédentes entités par **une convergence de transition**.

Il est important de préciser que les échanges se font en réciproque et que nos pensées et nos évolutions implémentent la grande bibliothèque du champ morphique.

Ces échanges permettent donc à l'individu de se sentir relié et d'avoir les informations nécessaires pour trouver le sens de sa vie.

En allant plus loin, le sens de la vie pourrait donc être influencé par les champs d'informations de notre travail sur terre pour le bien-être du monde et de notre futur.

Une fois que l'individu est en cohérence, il peut donc prétendre à la bonne santé pérenne et véritable.

Ce qui signifie aussi que la perte de la pleine santé a une origine forte dans cet isolement des énergies cosmo-telluriques et qu'il convient en tant que thérapeute d'explorer cette dimension subtile et de proposer des outils pour renforcer ces plans.

Voyons maintenant comment la connexion à ces vibrations peut être coupée et surtout proposer des outils permettant de capter au mieux ces informations d'harmonie.

II :

QUEL REGARD PORTE LA NATUROPATHIE SUR LES ENERGIES ?

Après avoir proposé une vision de la complexité des énergies subtiles de l'être humain et avoir pris conscience que cette dimension est essentielle pour cultiver sa bonne santé, il convient de voir comment l'art naturopathique peut interagir sur ces corps subtils et accomplir un totum augmenté.

Tout d'abord, je vous invite à découvrir ce qu'est la naturopathie...

A. La définition de la naturopathie

a. Proposition de définition

Avant d'évoquer notre approche holistique de l'être humain, voici une tentative de résumé de la définition du naturopathe et de son rôle :

Les définitions classiques :

Selon l'Organisation mondiale de la santé :

« La naturopathie est un ensemble de méthodes de soins visant à renforcer les défenses de l'organisme par des moyens considérés comme naturels et biologiques ».

Selon le Larousse médical (édition 2007) :

« La naturopathie est un ensemble de pratiques visant à aider l'organisme à guérir de lui-même, par des moyens exclusivement naturels. Elle repose sur une théorie selon laquelle la force vitale de l'organisme permet à celui-ci de se défendre et de guérir spontanément. Elle consiste donc à renforcer les réactions de défense de l'organisme par diverses mesures d'hygiène (diététique, jeûne, musculation, relaxation, massages, thermalisme, thalassothérapie, etc.) aidées par les seuls agents naturels (plantes, eaux, soleil, air pur, etc.), un traitement médical ne devant intervenir qu'en cas d'urgence. »

b. Son rôle

Voici une proposition de description des missions du naturopathe :

1 / **Le RESPECT et la STIMULATION** de l'autoguérison par une réforme personnelle et des cures naturopathiques lorsque la force vitale est suffisante. Il s'agit

de l'art d'accompagner le médecin intérieur. L'équilibre permettant l'autoguérison doit prendre en compte la dimension physique, énergétique et spirituelle du corps humain.

2 / **L'ÉDUCATION SANITAIRE** en proposant de manière pédagogique des outils pour conserver sa santé ou la retrouver. Elle passe par une étape de prise de conscience que la santé est la responsabilité de l'individu et non du corps médical ou de l'État. Cette étape primordiale est, je pense, l'étape majeure dans l'accueil de thérapies complémentaires et alternatives.

3 / **La COMPLÉMENTARITÉ d'ACTIONS** d'une part avec le corps médical allopathique pour l'élaboration d'un diagnostic médical et d'autre part sur l'orientation du patient vers d'autres techniques : ostéopathie, posturologue, magnétiseur, thérapies chromatographiques, acupuncteur... *L'approche globale* prend son sens par cette fonction.

4 / **L'ACCOMPAGNEMENT de la CROISSANCE**, la vie offrant de nombreuses transformations ou épreuves, le naturopathe aide à passer au mieux ces mutations par ces différents outils et en particulier l'approche psychologique et énergétique permettant d'aider l'individu à trouver un équilibre et une harmonie profonde pour le bien-être global. Ce rôle permet aussi une satisfaction du naturopathe, car le résultat global est très concret. La dimension psychologique est majeure dans cette recherche d'équilibre.

Cela converge avec le serment d'Hippocrate :

- D'abord ne pas nuire (*primum non nocere*)
- La Nature est guérisseuse (*vis medicatrix naturae*)
- Identifier et traiter la cause (*tolle causam*)
- Traiter la personne globale
- Le thérapeute est un éducateur
- La prévention est la meilleure des cures

- Établir la santé et le bien-être

Pour résumer, l'intervention du naturopathe peut se faire à trois niveaux :

— L'accompagnement dans le bien-être et le bien vivre, il est un soutien dans l'expérience de vie.

— L'accompagnement de la prévention des troubles physiques, psychologiques et énergétiques.

— L'accompagnement dans le renforcement des processus d'autoguérison en cas de maladie.

B. Les composantes du corps humain

Le système humain est la superposition de différents systèmes qui travaillent ensemble, ils sont tous importants et l'art naturopathique permet d'influer sur ces différents mondes :

- **Le monde spirituel et le lien vers l'univers**
- **Le monde psychologique et émotionnel**
- **Le monde des systèmes physiques :**

— La structure par le squelette

— La mécanique par les muscles

— Le moteur par le système cardiaque

— La régulation par les hormones

— Le nettoyage par le système lymphatique

— L'énergie par le système digestif

— Le carburant par le système respiratoire

— La communication par le système nerveux

— L'enveloppe par le système tégumentaire

— La protection par le système immunitaire

L'approche holistique de ces mondes s'appréhende à travers deux grands équilibres :

— **L'équilibre dans le développement de son chemin de vie (les phases de la vie)**

— **L'équilibre de son environnement.** Cela rejoint la notion des facteurs de déstabilisation psychophysiologique qui sont les paramètres qui peuvent influer sur notre santé.

Je n'ai pas encore parlé de la maladie, car la naturopathie s'occupe de la santé. En effet, la maladie se développe sur un terrain en mauvaise santé et il convient de revenir à l'origine de cet encrassement pour remettre le consultant en conscience de sa bonne santé et en responsabilité.

L'art du naturopathe est donc, par des techniques de bilans, d'aller chercher la cause de ce dérèglement, il va donc dans un premier temps s'occuper de comprendre cet environnement ci-dessous à travers les facteurs de déstabilisations psychophysiologiques définies par le courant naturopathique du CNR André Lafon.

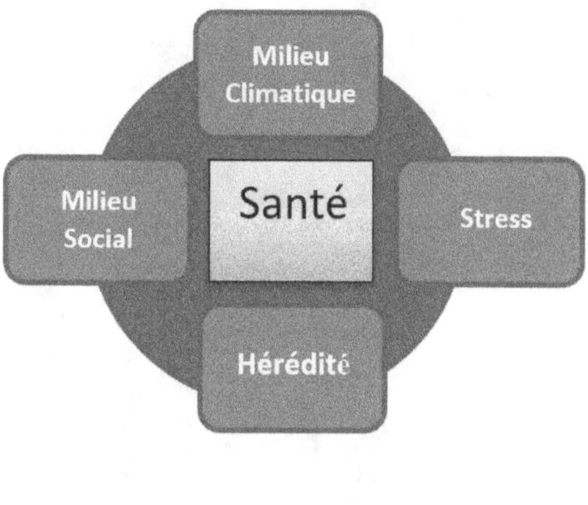

Ces facteurs vont impliquer deux grandes conséquences :

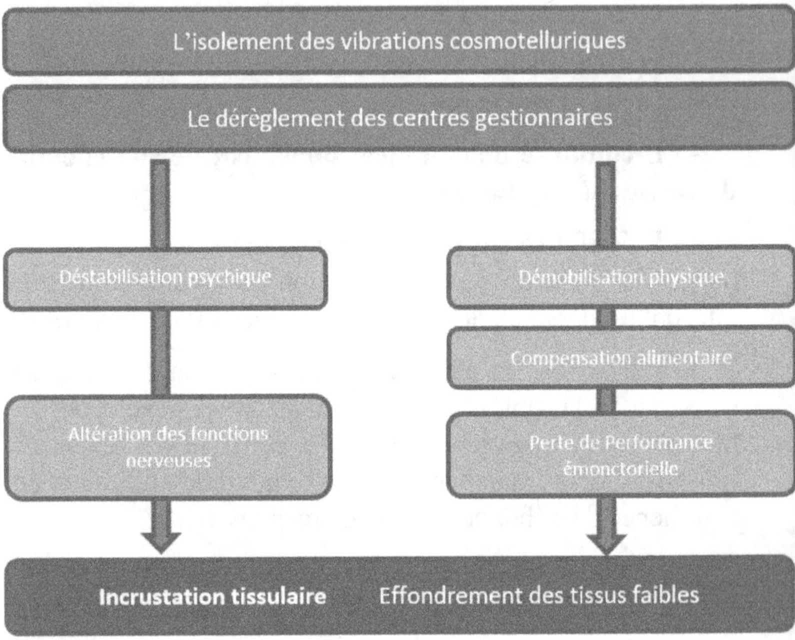

Ces facteurs s'associent aussi à la notion de charge et décharge du potentiel vital homéostatique afin de trouver le bon équilibre de la santé suivant l'enseignement du CNFDI :

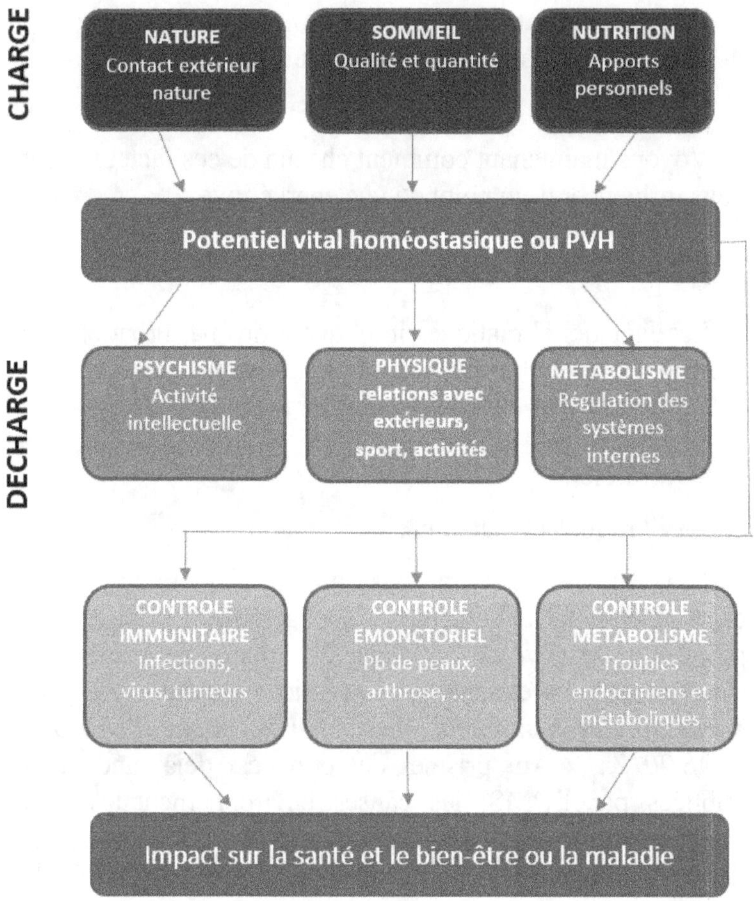
CHARGE
NATURE
Contact extérieur nature
SOMMEIL
Qualité et quantité
NUTRITION
Apports personnels
Potentiel vital homéostasique ou PVH
DECHARGE
PSYCHISME
Activité intellectuelle
PHYSIQUE
relations avec extérieurs, sport, activités
METABOLISME
Régulation des systèmes internes
CONTROLE IMMUNITAIRE
Infections, virus, tumeurs
CONTROLE EMONCTORIEL
Pb de peaux, arthrose, ...
CONTROLE METABOLISME
Troubles endocriniens et métaboliques
Impact sur la santé et le bien-être ou la maladie

C. Prise en compte de l'énergie dans les facteurs de déstabilisation psychophysiologique

Voyons maintenant comment chacun de ces facteurs peut nous influencer d'un point de vue énergétique.

a. Le facteur climatique

Les facteurs climatiques impliquant des perturbations du message cosmotellurique se font par les parasitages :

— naturel,

— artificiel,

— vibrations et matériaux.

NOTA : Il ne sera pas abordé ici l'autre sujet environnemental et son impact sur la santé. L'État met en place sur des cycles de 4 ans des plans de prévention d'environnement et santé et dont voici un extrait : *Rapport évaluation Plan national environnement santé PNES 3 – IGAS 2017* : « Au prisme de données déjà anciennes publiées par l'OMS, les causes environnementales sont directement responsables d'environ 14 % de la mortalité dans notre pays, soit, pour l'année de publication de l'étude (2006), 74 300 décès. »

http://www.igas.gouv.fr/IMG/pdf/2017-176R.pdf

Le PNES 4 de juillet 2020 post-COVID-19 apporte une notion nouvelle au sein des réflexions publiques, il s'agit du concept *« One Health »* qui est le principe que notre santé ne peut être dissociée de notre environnement et de notre nature. Cela remet la santé dans un contexte plus global. Elle définit aussi l'exposome qui est un concept correspondant à la totalité des expositions à des facteurs environnementaux (c'est-à-dire non génétiques) que subit un organisme humain de sa conception à sa fin de vie en passant par le développement in utero, complétant l'effet du génome.

1. Le facteur climatique vibratoire naturel

Le premier lien énergétique fondamental est la connexion à l'énergie terrestre et à l'énergie céleste. Nous pouvons le vérifier en allant à la rencontre des sites paléolithiques (sous réserve qu'ils ne soient pas déplacés).

Les dolmens, cromlechs et alignements sont bâtis sur des trajets énergétiques et servaient de lieux de thérapies.

La construction des lieux sacrés se fera aussi sur ces tracés, c'est ce que nous appelons l'architecture sacrée. En Orient, se développe il y a 6 000 ans le feng shui qui harmonise les énergies des lieux à parmi des éléments de la nature.

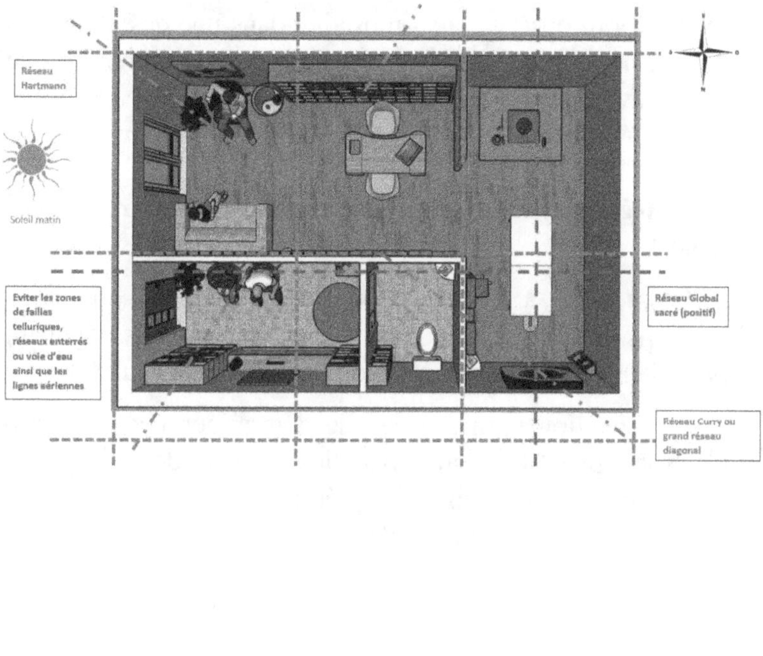

En Occident, se développe le domaine de l'analyse des lieux qui s'appelle la **GÉOBIOLOGIE** et qui regroupe l'ensemble des techniques analysant l'énergie d'un lieu en lien avec l'homme.

L'autre élément primordial dans l'équilibre de nos mécanismes internes est l'impact du champ magnétique sur l'organisme (et pas que... voir encart ci-dessous).

Le champ magnétique a un impact sur le fonctionnement bioélectrique de la cellule. Le champ magnétique se divise en sous-réseaux et à leurs intersections, la perturbation est la plus grande et l'effet se cumule entre plusieurs réseaux et peut avoir un effet négatif augmenté par la présence de perturbations géologiques comme des failles ou des courants d'eau.

Les réseaux telluriques principaux sont :

— **Réseaux Hartmann et Curry** (Hartmann est un médecin qui observa la surmortalité dans une des chambres de son hôpital et fera des recherches pour comprendre que ce lieu avait une densification de réseaux forte.)
— **Réseau diagonal (36 m x 36 m 45° N/S) croisement négatif**
— **Réseau global sacré (24 m x 30 m N/S) croisement positif**

C'est donc à l'intersection de ces réseaux que nous pouvons détecter ces points pathogènes, car ils viennent perturber le fonctionnement bioélectrique des cellules.

La détection permet aussi de déterminer *via* le champ électromagnétique émis par les effets de bords de l'hétérogénéité des sols, la présence d'eaux, de rupture géologique ou de réseaux enterrés.

Il est intéressant de voir que les mesures convergent entre la détection de lieux négatifs et la déformation du naturel (des arbres par exemple).

La nature peut donc présenter des zones dites positives et d'autres dites négatives.

NOTA 1 : Les impacts environnementaux naturels, nous pouvons citer 2 exemples :

« Si une superéruption a eu lieu il y a 1 000 ans, ça n'a sans doute pas eu trop de conséquences, a expliqué Yuta Notsu. Les gens n'ont probablement vu qu'une grosse aurore boréale. Aujourd'hui, en revanche, avec l'évolution de la technologie, notre dépendance à l'électricité et à l'électronique, ce serait très problématique. » Pierdavide Coïsson, physicien adjoint à l'Observatoire magnétique national de France, nous confirme que, dans le pire des scénarios, « on pourrait effectivement connaître une situation de chaos. » Mais il relativise immédiatement : « Le risque n'est pas nul, mais la probabilité pour que cela se produise est infime, souligne-t-il. Cela dépend de tellement de paramètres : l'intensité du jet solaire qui serait rejeté dans l'atmosphère de la Terre, de l'orientation de la Terre par rapport au Soleil pour que l'on soit sur sa route, etc. Bref, aujourd'hui, on ne peut pas précisément prévoir un tel événement. »

Et l'expert de préciser que toutes les études scientifiques prennent toujours comme référence la grande éruption solaire de 1859. Elle est connue sous le nom de « l'événement de Carrington ». Elle avait affecté les réseaux électriques et notamment le télégraphe, principal moyen de communication de l'époque. De nombreux cas de télégraphistes victimes de violentes décharges électriques avaient été rapportés et certaines stations ont même pris feu à cause de courants électriques très intenses dans le sol. « À l'époque, des aurores boréales ont été vues jusqu'à Cuba !

L'aurore boréale est la partie visible du phénomène de radiation des particules solaires qui entrent dans notre atmosphère », signale-t-il.

NOTA 2 : Une autre modification environnementale est bien entendu l'exemple de la **COVID-19**. En effet, de manière naturelle ou artificielle, les mutations des virus peuvent entraîner des impacts forts sur nos sociétés : notre santé, nos équilibres démocratiques et notre cohérence de société et donc notre expérience d'être humain.

2. Le facteur climatique vibratoire artificiel

L'évolution des techniques et de la technologie génère aussi des perturbations sur le fonctionnement bioélectrique du corps humain.

Il convient de distinguer :

— Les basses fréquences générées par le réseau électrique (50 Hz et haute tension)
— Les hautes fréquences (radio Wi-Fi, micro-ondes, téléphone, CPL...)

Nous sommes baignés dans ces ondes et nous parlons de brouillard électromagnétique.

La réglementation définit les seuils d'exposition limites à ces ondes. Les seuils sont différents entre les pays. Or il s'avère que les seuils européens sont beaucoup plus contraignants que les français. Voici des valeurs comparatives illustrant ces écarts pour les champs électriques (CE) et pour les champs magnétiques (CM), les préconisations sont différentes entre la nuit et le jour, car les organismes sont plus sensibles la nuit :

- Réglementation française : 61 V/m = 10 000 000 microW/m^2

- Norme européenne : 0,6 V/m = 1 000 microW/m^2

Soit un rapport de 10 000 de seuils d'expositions au m^2.

Ci-dessous, extrait d'une résolution européenne R1815 montrant la nécessité à court terme et moyen terme de la réduction des seuils.

8.2. s'agissant de l'utilisation individuelle du téléphone portable, du téléphone sans fil DECT, du Wi-Fi, du WLAN et du WIMAX pour les ordinateurs et autres applications sans fil, par exemple les interphones pour la surveillance des bébés:

8.2.1. de fixer un seuil de prévention pour les niveaux d'exposition à long terme aux micro-ondes en intérieur, conformément au principe de précaution, ne dépassant par 0,6 volt par mètre, et de le ramener à moyen terme à 0,2 volt par mètre;

8.2.2. d'appliquer toutes les procédures nécessaires d'évaluation des risques à tous les nouveaux types d'appareil avant d'autoriser leur commercialisation;

8.2.3. d'instaurer un système d'étiquetage clair signalant la présence de micro-ondes ou de champs électromagnétiques et indiquant la puissance d'émission ou le débit d'absorption spécifique (DAS) de l'appareil, ainsi que les risques pour la santé liés à son utilisation;

8.2.4. d'informer sur les risques potentiels pour la santé des téléphones sans fil de type DECT, des interphones pour la surveillance des bébés et d'autres appareils domestiques qui émettent continuellement des ondes pulsées, si l'ensemble des appareils électriques restent en permanence en veille, et de recommander l'utilisation de téléphones fixes filaires chez soi ou, à défaut, de modèles qui n'émettent pas des ondes pulsées en continu;

Les valeurs consensus au niveau international sont :

— Champs électriques : 1 V/m de nuit (repos) – 10 V/m de jour (travail)

— Champs magnétiques : la nuit 0,01 µT et le jour 0,1 µT

Il convient aussi de comparer ces valeurs aux préconisations des distributeurs d'énergie, par exemple.

Ci-dessous, extrait des préconisations RTE (réseau transport électrique) sur les lignes électriques HT et THT et basses tensions :

Lignes 400 000 volts
CE à 100m : 200v/m CM : 0,60 µT
Lignes 225 000 volts
CE à 100m : 100v/m CM : 0,20 µT
Lignes 90/63 000 volts
CE à 100m : 10v/m CM : 0,10 µT

La limite en France est de 100 µT.

Et ailleurs : États-Unis (20 µT), Italie (3 µT), Suisse (1 µT), Suède (0,25 µT).

Pour conclure, il y a un consensus à peu près général au niveau mondial sur des seuils et les préconisations françaises en sont encore loin, il convient donc tout comme les nuisances vibratoires naturelles de se protéger de ces nuisances artificielles.

Le législateur a pourtant commencé à entrevoir des risques puisque les réglementations ont évolué avec :

— Protection des salariés par plusieurs dispositions introduites dans le Code du travail dans le cadre de la transposition de la Directive européenne 2013/35/UE et en vigueur depuis le 1er janvier 2017 visant à prévenir les risques pour la santé et la sécurité des travailleurs exposés aux champs électromagnétiques. Il s'agit d'appliquer, comme pour tout autre risque, les principes généraux de prévention. Des valeurs seuils sont également définies, mais sont difficilement transposables dans les seuils préconisés.

(http://www.inrs.fr/risques/champs-electromagnetiques/reglementation.html)
Décret n° 2016-1074 du 3 août 2016 relatif à la protection des travailleurs contre les risques dus aux champs électromagnétiques.

— Protection des personnes privées par la possibilité de faire tester son environnement *via* des mesures réglementaires et le simple fait de remplir le CERFA 15003*02. Les résultats des mesures sont ensuite rendus publics par l'Agence sur le site www.cartoradio.fr.

https://www.service-public.fr/professionnels-entreprises/vosdroits/R35088.

Les autres risques et préconisations :

— La question du **Courant porteur en ligne ou CPL émis par les compteurs de type LINKY** (diffusion d'onde radio en permanence dans le réseau électrique de la maison). En effet, depuis le 31 mai 2011, les radiofréquences sont officiellement reconnues « potentiellement cancérigènes » (catégorie 2B) par le Centre international de recherche sur le cancer (CIRC) qui dépend de l'OMS. Le rapport de l'ANSES est évasif et demande des études complémentaires (pages 96 à 99 du rapport sur l'exposition des compteurs communicants 2016).

— **Concernant la téléphonie**, les valeurs de références sont en cours de modification suite à la prise en compte de l'usage réel du téléphone et la proximité directe de la peau (rapport ANSES juillet 2019).

— Le **développement de la 5G** pose des questions éthiques, mais aussi celle de la mise en place du principe de précaution. En effet, peu d'études permettent de mesurer les impacts sur l'être humain et l'ANSES le précise dans son dernier rapport d'octobre 2019 sur l'exposition de la population aux champs électromagnétiques liée au déploiement de la technologie de communication 5G et effets sanitaires associés (il conviendrait aussi de prendre en compte les effets énergétiques de la surconsommation liée à cette technologie).

Extrait de la conclusion

- Compte tenu du manque de données dans la bande autour de 3,5 GHz, peut-on extrapoler à cette bande les résultats des expertises précédentes sur les effets sanitaires des radiofréquences (8,3 kHz-2,45 GHz) ?
- À partir des données de la littérature disponibles dans les fréquences entre 20 et 60 GHz, peut-on identifier des effets sanitaires potentiels ?
- Compte tenu des spécificités des signaux de la 5G, peut-on anticiper l'exposition des populations et son impact sanitaire ?

À titre d'exemple, voici les prévisions CISCO de l'évolution du nombre d'objets connectés par personne :

2003 : 0,08 / 2010 : 1,84 / 2015 : 3,47 / 2020 : 6,58

Pour conclure, la protection des ondes vibratoires artificielles est tout aussi importante que les naturelles, elles ne sont pas à négliger dans la bonne mise en place des processus d'autoguérison et sur la qualité énergétique du consultant.

3. Le facteur climatique vibratoire des matériaux

Concernant les phénomènes vibratoires naturels et artificiels, il convient d'ajouter les vibrations émises par les matériaux. Une autre personne mettra en avant les propriétés vibratoires de la matière et leurs interférences avec le corps humain. Il s'agit du dentiste posturologue Gérard DIEUZAIDE qui après des années de pratique a pu observer que les matières en bouche pouvaient ne pas convenir à certaines personnes. Il en déduit que d'autres matières portées en permanence peuvent aussi influencer le corps humain (lunettes, boucles de ceinture, bijoux, prothèse). Il mettra au point une série de tests pour convenir si le matériau est compatible ou pas avec la personne (*« Testing Thérapie »*, Gérard DIEUZAIDE).

Il établit par son expérience et ces études qu'une matière dite incompatible peut à moyen ou long terme créer un déséquilibre majeur de l'organisme (il fait la différence avec l'allergie).

On peut parler d'électrosensibilité et non d'hyperélectrosensibilité.

L'hypersensibilité électronique ou HSE représenterait entre 2 et 4 % de la population et l'électrosensibilité serait de 10 à 15 % de la population.

La pathologie HSE n'est pas encore clairement définie au niveau européen. L'action des champs électromagnétiques se ferait ressentir sur la performance de la barrière hématoencéphalique et la barrière intestinale. L'OMS reconnaît cette pathologie depuis 2005.

L'électrosensibilité se révèle par une perturbation bioélectrique des cellules et peut donc marquer le corps. Des tests en kinésiologie permettent de déterminer ces impacts.

L'**électrohypersensibilité** peut résulter :

— d'une prédisposition génétique à l'électrosensibilité,
— d'une prédisposition génétique éventuellement associée à un nombre plus important de cristaux de fer naturellement aimantés, présents par millions dans nos articulations et notre système nerveux,
— d'une suractivité du cervelet située dans la membrane cellulaire sous la forme d'une protéine « électroréceptrice »,
— d'un excès ou d'un manque (hypocalcémie) d'ions calcium au sein du milieu intracellulaire, qui entraîne une cascade de réactions en chaîne produisant des radicaux libres et du stress oxydant,
— d'une intoxication chimique *via* un empoisonnement aux métaux (plomb, mercure, fer...), ou la présence d'amalgames dentaires, et de prothèses métalliques (vis, stérilet, piercings, etc.),
— d'une surexposition soudaine ou cumulée, personnelle ou professionnelle (administrateur de réseau sans fil, conducteur de train, opérateur radio).

Malgré des symptômes similaires, chaque électrohypersensibilité individuelle peut donc avoir une origine différente, voire conjuguer une synergie de facteurs innés et acquis. Ce qui suppose des stratégies de traitement et de prévention personnalisées, adaptées à chaque cas.

Un récent ouvrage compile de nombreuses études pour démontrer l'évolution de ces troubles (*Les ondes électromagnétiques : principe de précaution et solutions*, par Christian Bordes et Nelly Rousselin).

Pour conclure, la détection et les tests permettent de trouver la cause des perturbations énergétiques, la seule solution est de fuir cette matière et ensuite d'apprendre à la personne à se protéger en choisissant ce qu'elle porte. Le naturopathe jouera son rôle d'éducateur de santé sur ces dispositifs.

4. Le facteur environnemental global

La terre est entrée dans l'ère de l'anthropocène ou capitalocène, c'est-à-dire que la présence de l'homme perturbe l'équilibre de l'ensemble de la planète et de ses règnes. L'homme influe donc maintenant sur l'état de son environnement et répond donc au principe de récursion d'Edgar Morin. Cette prise de conscience doit être réelle afin de comprendre l'impérieuse nécessité d'intervenir par notre action sur l'impact global de l'humanité sur sa Terre d'accueil. Cette boucle est donc à prendre en compte dans les plans subtils, car elle représente un impact majeur sur notre condition d'être humain. Sans céder à l'abandon et le pessimisme, il convient de voir à son échelle ce que nous pouvons faire pour changer nos habitudes et engager des actions positives sur l'environnement. Notre santé est maintenant intimement liée à celle de notre Terre mère et donc notre écologie individuelle est liée à notre conscience et notre action sur l'écologie collective. Gaia est notre Terre mère qui a généré les règnes, elle est donc à sacraliser et remercier chaque jour par des actions concrètes ou simplement par reconnaissance avec un amour réel. Cela demande bien entendu de penser à nos générations futures et de laisser notre ego à sa juste place avec humilité. L'enjeu n'est pas la Terre, mais l'humanité à sauver...

Prendre soin de la Terre est prendre soin de l'humanité et inversement !

5. Conclusion sur le facteur climatique et environnemental

Comme nous venons de le décrire, ce facteur est important à prendre en compte pour l'optimisation des cures naturopathiques proposées au sens énergétique. Elle va permettre donc d'améliorer la captation des bonnes informations pour permettre l'harmonie dans le développement de la bonne santé. Elle demande une bonne connaissance des domaines techniques, mais aussi tout simplement de se connecter à son intuition pour préserver son environnement de ces parasitages. Ces parasitages jouent sur les 3 corps de convergence.

La prise de conscience écologique est maintenant au cœur de la prise en compte du facteur environnemental, car elle conditionne le destin commun de la Terre mère et de l'humanité.

Encore un exemple que le totum dépasse la simple addition de ces composantes.

b. Le facteur stress

Le stress, au-delà de la définition traditionnelle connue et partagée, est aussi une tension interne psychique que nous subissons. Au-delà du phénomène chimique, il y a une réalité énergétique.

Le stress peut être causé par des menaces réelles et imminentes, mais aussi par de simples pensées. Le stress est aussi un moteur de notre activité quotidienne.

Le problème du stress est la dérive vers la surcharge qui va saturer le mental, mais aussi le corps physique. La saturation mentale va donc agir sur le corps émotionnel et les comportements et ce sont ces comportements qui vont agir sur les corps énergétiques subtils.

Les facteurs stress impliquant des perturbations du message psychique se font par les parasitages suivants :

— Les formes pensées
— La connexion aux égrégores
— Les croyances

1. Les formes pensées

Une forme pensée est comme un égrégore qui n'est produit que par le biais de la pensée d'une seule personne. Une forme pensée n'est autre que l'œuvre d'une pensée émise, qui a été transmise. En d'autres termes, une forme pensée est le reflet de quelque chose qu'on a vécu et qui restera en mémoire. C'est comme une croyance par rapport à soi-même. Une forme pensée, dans le cas d'une maladie, a pour fonction de nous dire qu'il existe encore des choses non intégrées.

Nous émettons environ 60 000 pensées par jour.

Il est donc important de prendre soin de ses pensées et de ces moments, car elles vont s'inscrire dans cette conscience collective et marquer notre existence personnelle.

Des travaux russes récents vont plus loin dans le rôle des mots et leur impact sur l'ADN.

Ces études sont portées par le biophysicien et biologiste moléculaire **russe Pjotr Garjajev.**

« La recherche scientifique russe explique les phénomènes surnaturels humains tels que la clairvoyance, l'intuition, les actes de guérison spontanés et lointains, l'autoguérison, les techniques d'affirmation, les lumières et les auras inhabituelles autour des gens (notamment les maîtres spirituels), l'influence de l'esprit sur les modèles météorologiques et beaucoup plus. En outre, il existe des preuves d'un tout nouveau type de médecine dans lequel l'ADN peut être influencé et reprogrammé par des mots et des fréquences SANS couper et remplacer des gènes isolés. Seulement 10 % de notre ADN est utilisé pour fabriquer des protéines. C'est ce sous-ensemble d'ADN qui intéresse les chercheurs occidentaux et qui fait l'objet d'un examen et d'une catégorisation. Les 90 % restants sont considérés comme de l'"ADN poubelle". Les chercheurs russes, convaincus que la nature n'est pas muette, se sont joints aux linguistes et aux généticiens pour explorer ces 90 % d'"ADN poubelle". Leurs résultats, leurs constatations et leurs conclusions sont tout simplement révolutionnaires ! Selon eux, notre ADN n'est pas seulement responsable de la construction de notre corps, il sert aussi de stockage de données et de communication. Les linguistes russes ont constaté que le code génétique, en particulier dans les 90 % apparemment inutiles, suit les mêmes règles que toutes nos langues humaines. À cette fin, ils ont comparé les règles de syntaxe (la façon dont les mots sont assemblés pour former des phrases), de sémantique (l'étude du sens dans les formes linguistiques) et les règles grammaticales de base. Ils ont découvert que les alcalins de notre ADN suivent une grammaire régulière et ont établi des règles tout comme nos langues. Les langues humaines ne sont donc pas apparues par hasard, mais sont le reflet de notre ADN inhérent. »

https://nouveau-monde.ca/fr/les-scientifiques-prouvent-que-ladn-peut-etre-reprogramme-par-nos-propres-mots/

2. L'égrégore

Comme vu précédemment, il existe un champ d'information sur lequel nous pouvons nous connecter tous, ainsi nous pouvons aussi recevoir de champs des éléments à charge plutôt négative.

Un égrégore est un concept désignant un esprit de groupe influencé par les désirs communs de plusieurs individus unis dans un but bien défini. Cette force aurait besoin d'être constamment alimentée par ses membres au travers de rituels établis et définis.

Dès lors que nous ne nous sentons pas très bien ou angoissés, il convient de se poser la question pour savoir si cela nous appartient. Parfois, simplement la question posée, cette sensation diminue.

La mondialisation a multiplié ces capacités d'égrégore par le développement des sources d'informations et elle est devenue aussi un système d'influence des populations. Les peurs jouent sur le fonctionnement de nos sociétés. Au-delà des peurs ancestrales, nous retrouvons les peurs des crises mondiales, de pandémie, d'accidents nucléaires et maintenant des angoisses environnementales.

Cela s'appelle *la* ***solastalgie*** qui affecte les individus conscients qu'*« il n'y a pas de planète B »*. Cette absence d'alternative peut se traduire par une souffrance morale, qui ressemble à s'y méprendre à la nostalgie ou à la mélancolie qu'un individu ressent en quittant le foyer aimé.

Il convient donc de se protéger de ces égrégores en limitant les contacts avec les informations anxiogènes, presse, internet ou informations. Certaines personnes alimentées en continu avec cette énergie pensent qu'elle est l'entièreté de la vérité. Cette forme pensée négative va limiter le développement des énergies positives dans le corps énergétique psychique.

Pendant plus de dix-sept ans, le projet Conscience globale a agrégé des données semblant montrer qu'une conscience humaine planétaire est à l'œuvre et se manifeste lors d'événements tragiques captant l'attention de dizaines de millions de personnes.

https://www.inrees.com/articles/conscience-globale-projet-testee-science/

http://noosphere.princeton.edu/fristwall.french.html

D'autres expériences de ce type ont eu lieu pour montrer notre connexion à une influence globale supérieure.

Par exemple, une étude a été réalisée pendant la guerre israélo-libanaise dans les années 1980. Deux professeurs de l'université Harvard ont organisé des groupes de méditants expérimentés à Jérusalem, en Yougoslavie et aux États-Unis dans le but précis d'attirer l'attention sur la zone de conflit à divers intervalles sur une période de 27 mois. Au cours de l'étude, les niveaux de violence au Liban ont diminué de 40 à 80 % chaque fois qu'un groupe de méditation était en place. Le nombre moyen de personnes tuées chaque jour pendant la guerre est passé de 12 à 3, et les blessures liées à la guerre ont chuté de 70 %.

Un autre grand exemple est une étude menée en 1993 à Washington, D.C., qui a montré une baisse de 25 % du taux de criminalité lorsque 2 500 personnes ont médité pendant une période de temps spécifique avec cette intention.

https://www.collective-evolution.com/2018/11/29/scientists-explain-how-earths-magnetic-field-connects-all-living-systems/

Pour conclure, prendre du recul, se faire son propre avis sur la réalité est nécessaire pour lutter contre ce brouillard négatif, savoir se protéger est donc le premier conseil. Il est par contre parfois utile de se connecter avec des égrégores positifs d'amour et de force de changement.

3. Les croyances

Les croyances sont d'un ordre différent dans le sens que nous les fabriquons ou que nous les attrapons. Notre être suprême qui a connaissance du sens de son essentielle expérience de vie se couvre de différentes croyances depuis la conception, la naissance, son enfance, son adolescence, sa vie... Nous pouvons porter la croyance de nos parents, nos croyances que nous ne pouvons pas ou ne devons pas faire quelque chose, prendre telle ou telle décision, aimer ou ne pas aimer... Bref, des couches de croyances qui nous limitent dans notre évolution profonde.

L'accompagnement psychologique permet donc de déterminer ces croyances et ainsi pouvoir s'en libérer.

« Les peurs prennent la place des envies », Arnaud Riou.

Pour conclure, les croyances viennent encombrer le corps psychique qui a une capacité limitée par sa conscience et son inconscient.

4. Conclusion sur les aspects du facteur stress

L'ensemble de ces facteurs de stress déstabilise les corps énergétiques et implique ce que l'on pourrait appeler une DÉCOHÉRENCE, c'est-à-dire une sortie des corps de l'axe vertical ancré dans le sol et connecté à son intuition supérieure. Cette décohérence impacte fortement la gestion des émotions et elles sont essentielles dans l'équilibre global.

Le totum est déstructuré.

c. Le facteur hérédité

L'hérédité est la transmission par nos anciens de certaines composantes génétiques et mémorielles.

Les facteurs hérédité impliquant des perturbations du message énergétique se font par les parasitages :

— du patrimoine génétique,

— des mémoires cellulaires,

— de la psychogénéalogie.

10. Le patrimoine génétique

Le patrimoine génétique est l'ensemble du génome de l'être humain.

Cet héritage est transmis par les parents. L'ADN constitue le gène.

L'ADN est un ensemble de nucléotides qui définissent des séquences.

Une cellule contient 2 m d'ADN x 100 000 millions de cellules, cela fait 200 000 millions de m d'ADN pour une personne.

Ce qui semblerait être encore plus important que le séquençage est la forme de l'enroulement de cet ADN qui pourrait générer un micro courant électromagnétique et donc travailler comme un récepteur d'informations.

Cependant, l'ADN n'est que notre constituant physique. Des chercheurs canadiens, allemands, américains et suisses ont découvert que les abus sexuels et psychologiques s'inscrivent dans l'ADN et dans le cerveau.

Ces traces ne sont pas irréversibles.

(La psychiatre et victimologue Muriel Salmona : Le cerveau des victimes de violences sexuelles serait modifié : ce n'est pas irréversible montrant que lors d'abus sexuels les zones du cerveau sont modifiées.)

D'autres recherches montrent l'impact sur l'ADN suite à ces mêmes abus :

— La recherche de 2013 montre que **les abus sexuels et émotionnels dans l'enfance laissent une trace dans le cerveau, cette trace permettant d'identifier le type d'abus**.

— La recherche de 2012 montre que **les maltraitances dans l'enfance laissent une trace dans l'ADN jusqu'à la 3e génération** :

— *« C'est ainsi que l'équipe a observé que l'ADN d'une petite fille d'une femme qui avait été violée par son père portait les mêmes modifications épigénétiques que sa grand-mère et que ces modifications étaient beaucoup plus importantes que chez la mère et la grand-mère. La petite fille issue du produit de l'inceste et qui n'a jamais été violée porte la plus grande cicatrice dans le génome de toutes ses cellules. »* (Recherche UNIGE 2012)

La génétique n'est pas juste un patrimoine de protéines spécifiques, mais elle transmet aussi des traces du passé de la personne et de ses ancêtres. Ces traces vont donc marquer le corps physique, des faiblesses et forces peuvent se transmettre et des maladies peuvent se transmettre, mais peuvent ou pas se déclarer, tout cela dépend de l'équilibre et de la force vitale.

Bruce Lipton nous propose une autre vision du patrimoine génétique :

« L'idée communément répandue selon laquelle l'ADN contrôle une grande partie de ce que nous sommes – pas seulement la couleur de nos yeux ou de nos cheveux, mais également par exemple nos addictions, nos troubles ou notre susceptibilité au cancer – serait une compréhension erronée », selon Bruce Lipton, docteur en médecine et spécialiste des cellules souches.

« Vous pouvez plus ou moins vous considérer comme une victime de votre hérédité », commente Lipton dans le documentaire *La biologie des croyances*.

Le problème avec ce système de croyances est qu'il s'étend à un autre niveau... Vous devenez irresponsable. Vous vous dites : « Je ne peux rien y faire, alors pourquoi essayer ? »

Cette conception « dit que vous êtes moins puissant que vos gènes », explique Lipton.

Selon lui, la perception d'une personne, n'étant pas programmée génétiquement, est ce qui donne le ton à tout ce qui se passe dans l'organisme : « Ce sont nos croyances qui sélectionnent nos gènes, qui sélectionnent notre comportement ! »

Bruce Lipton propose une approche différente de la conception de l'ADN :

— La cellule ressemble à un corps humain et fonctionne sans l'ADN.

— L'ADN est contrôlé par l'environnement.

— La perception de l'environnement n'est pas nécessairement la réalité de l'environnement.

— Les croyances humaines choisissent de percevoir un environnement comme négatif ou positif.

— Le combat ou la fuite : lorsqu'une personne perçoit donc un environnement négatif, le corps tend à négliger le système immunitaire et les organes vitaux.

Cette notion rejoint la science de l'épigénétique qui est la discipline de la biologie qui étudie la nature des mécanismes modifiant de manière réversible, transmissible (lors des divisions cellulaires) et adaptative l'expression des gènes sans en changer la séquence nucléotidique (ADN). Notre patrimoine s'exprime à environ 20 %. Le reste est lié à notre mode de vie et pose donc notre responsabilité dans l'état de notre santé générale.

1. Les mémoires cellulaires

La mémoire cellulaire est très liée au patrimoine génétique dans le sens que l'ADN est situé au cœur des cellules et qu'il ne fait qu'un avec le milieu aqueux et va donc garder de l'information de toute sorte (on pourrait se poser la question si l'inconscient ne siègerait pas dans cette mémoire ?).

La force des mots, des intentions, des émotions marque donc notre intérieur.

« Il y a trois choses qui influencent le comportement de nos cellules : la première est d'ordre traumatique, physique, la deuxième d'ordre toxique, chimique et la troisième est purement mentale ». Bruce Lipton, biologiste et généticien.

Des techniques de déprogrammation cellulaire existent. La fasciathérapie en est une pour aller libérer le subtil marqué dans le corps.

Le sujet de la mémoire cellulaire et de son corollaire l'épigénétique fait l'objet d'étude dans le collège de France par Edith EARTH.

https://www.college-de-france.fr/site/edith-heard/inaugural-lecture-2012-12-13-18h00.htm

Bien entendu, le milieu cellulaire est constitué d'eau et nous rejoignons la thématique de la mémoire de l'eau comme élément essentiel.

2. La psychogénéalogie

Cette composante de l'hérédité rejoint les points précédents, mais amène une approche analytique d'un point de vue psychologique et permet d'avoir une grille d'analyse pour identifier les points de compréhension qui permettront de libérer des blocages et corriger des comportements. Cette technique pourra influencer le corps psychique, mais aussi le corps spirituel en se reliant à la mémoire collective de la famille et de l'individu. Nous pouvons aussi citer la technique de la Constellation familiale.

<u>Définition :</u>

« La psychogénéalogie est une pratique clinique développée dans les années 1970 par Anne Ancelin Schützenberger selon laquelle les événements, les traumatismes, les secrets et les conflits vécus par les ascendants d'un individu conditionnent ses faiblesses constitutionnelles, ses troubles psychologiques, ses maladies, voire ses comportements étranges ou inexplicables ».

Une autre technique permet d'intervenir sur la libération des émotions qui sont ancrées au plus profond de nous : la

Libération du cœur en conscience ou LCC. Cette technique développée par Ariane Gareau-Bourrel et Jean-François Bertucci fait appel aux états de modifiés de conscience, au décodage biologique des maladies, la programmation neurolinguistique et à l'hypnose.

3. Conclusion sur les aspects du facteur hérédité

L'ensemble de ces facteurs hérédité se recoupe en prenant une part dans les 3 corps de convergence et influe la dimension énergétique. Cette composante est importante à explorer et demande des connaissances et techniques particulières. Il convient d'aller souvent dans le domaine du non-dit et du caché. Lors de l'anamnèse, le questionnement sur l'histoire familiale permet en effet d'éclairer le sujet de la consultation et nous donne des pistes pour éclairer le présent du consultant et mieux éclairer son avenir. De mon avis, il faut comprendre, mais vite aller vers le libre arbitre pour redonner la responsabilité au consultant sur la manière de vivre sa vie. Un travail avec des spécialistes peut se faire en parallèle d'une cure naturopathique.

d. Le facteur social

Les facteurs sociaux sont notre relation aux autres et en particulier dans le cadre du monde du travail qui constitue au moins un tiers de notre journée.

Ces relations impliquent aussi des perturbations du message énergétique qui se font par les relations :

— avec son environnement social,
— avec son environnement de travail.

1. Les relations sociales

Nos liens sociaux peuvent être bien entendu à la base d'interactions énergétiques. D'où la nécessité lors de l'anamnèse de questionner le consultant sur cet environnement pour en déterminer une cause ou bien s'appuyer sur ce trésor.

Les modes de pensées de notre environnement par effet miroir vont nous influencer, donc bien choisir son environnement est essentiel.

D'un point de vue énergétique, il peut y avoir aussi un phénomène de vampirisme énergétique qui est la prise d'énergie par une personne sur une autre de manière inconsciente la plupart du temps.

Ce sont des personnes qui ont besoin de cela pour vivre, c'est leur mode propre de fonctionnement. Il est important pour un praticien de se protéger de ce genre de personnes pour éviter le coup de pompe. Il convient de les observer et les fuir si possible ou en tout cas être assez fort pour ne pas laisser notre énergie partir. Des techniques de visualisation peuvent aider à créer une bulle de protection pour se prémunir de ces invasions. S'ancrer au sol est aussi une technique efficace.

Une variante mais un profil typique qu'il faut savoir identifier est le pervers narcissique.

Un **pervers narcissique** ou une personne atteinte d'un **trouble de la personnalité narcissique** est une personne qui a une image dévalorisante d'elle-même et qui se valorise en rabaissant les autres. Les hommes sont plus souvent touchés que les femmes par la **perversion narcissique**. Cette personne se donne l'apparence d'un être supérieur aux autres et ressent un besoin exacerbé de se faire admirer. Elle manipule les proches de son entourage et ne ressent aucune culpabilité lorsqu'elle blesse les autres.

Il y a un autre cadre de lecture des relations entre humains, il s'agit des relations toxiques dans le triangle de KARPMAN. Ce schéma met en avant le type de relation toxique qui peut se faire entre deux personnes et de manière réciproque. Dès que nous sommes dans ce triangle, nous pouvons diminuer la qualité des relations en créant des stéréotypes.

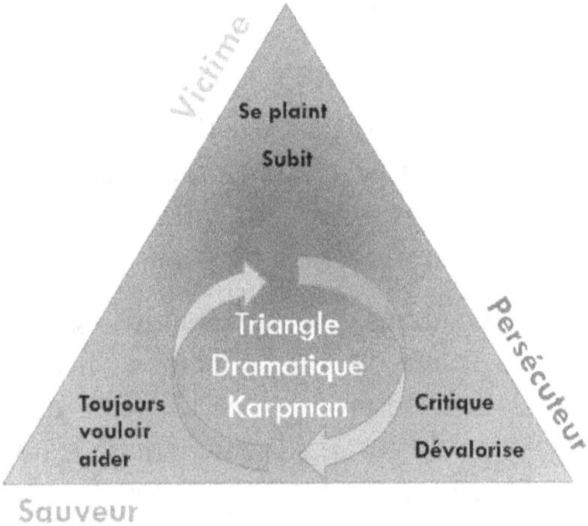

Le milieu social est aussi le lieu de l'expression de la pyramide de MASLOW, ce chemin montre comment il est nécessaire de gravir les échelons les uns après les autres. Ce chemin est personnel, mais s'appuie sur son environnement.

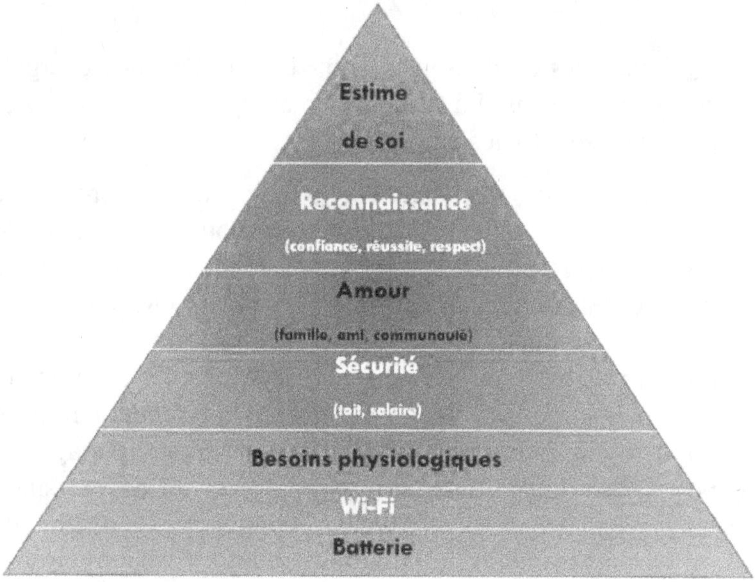

2. es relations de travail

Le monde du travail est bien entendu essentiel dans les relations sociales, car nous passons une part de temps importante de notre journée et de notre énergie. Lors de la consultation, le questionnement sur cet environnement est primordial. Le monde du travail évolue par différents biais comme la recherche de sens, de bonne santé, le mélange de générations avec des attentes différentes... Le cadre du travail est influencé par :

— L'objet de l'entreprise

— La direction

— Le type de management

— Les rapports aux clients

— Les collaborateurs

— Le cadre de travail

Toutes ces composantes vont donc influer nos énergies sur tous les plans. La difficulté, c'est que nous ne sommes pas maîtres de toutes ces influences...

Un autre cas fréquent est la tendance amoureuse au travail, lorsque nous sommes en couple ou pas. Le cadre du travail, la proximité, le voyage peut nous mettre dans la posture d'avoir des sentiments qui peuvent être considérés comme amoureux. Cela est naturel et peut ou pas remettre en cause la relation que nous avons en couple. Ce moment nous permet de vivre un amour sincère et pas peut-être juste un moment pour rassurer son ego. L'amour partagé ou polyamour doit être éclairé entre chaque partenaire, sinon les liens sont faussés et peuvent impliquer des moments de mensonges et dégénérer en fortes douleurs. Ces liens ne sont pas à négliger.

3. Conclusion sur les aspects du facteur social

L'ensemble de ces facteurs sociaux a un rôle important dans la qualité de nos énergies. Le milieu dans lequel nous évoluons tout comme celui de la cellule est primordial, il autorise ou limite des évolutions personnelles ainsi que notre recherche de cohérence et d'équilibre. Il convient donc de bien comprendre le milieu de notre consultant pour en mesurer l'impact énergétique sur les trois corps de convergence.

D. Prise en compte des effets cumulatifs

Les facteurs de déstabilisation psychophysiologique ont en effet plusieurs visages. Chacun est à considérer indépendamment mais aussi en cumulé dans leurs effets. Il convient aussi d'intervenir sur tous ces domaines lors d'une consultation pour donner le maximum d'énergie aux trois corps.

Il est important de comprendre que ces dimensions subtiles sont toutes enchevêtrées et que nous sommes dans le « à la fois ». Chaque corps existe seul mais il doit aussi être observé dans ses liens avec les autres.

Nous rejoignons la notion de complexité développée par Edgar Morin :

— Accepter de changer de regard et disrupter

— Apprendre à relier des composantes même éloignées

— Ne pas céder à la facilité de réduire l'autre ou les paroles

— Ne pas effacer les contradictions et accepter les critères multiples

— Penser hologrammatique : le un est dans le tout et le tout est dans le un

— Penser à la cause récursive et non linéaire

— L'entropie est notre ami

— Une stratégie adaptative aux aléas

— Passer à l'action et accepter l'erreur

— Rire de son autocritique quotidienne

E. Conclusion sur les facteurs de déstabilisation psychophysiologique

Nous avons pu voir en détaillant les impacts de ces facteurs d'un point de vue énergétique comment ils pouvaient impacter les corps de convergence. Voyons maintenant à travers les trois cures de bases naturopathiques comment nous pouvons améliorer d'un point de vue énergétique les corps de convergence à travers des exemples de techniques.

Et ainsi préserver la bonne recomposition du totum...

III :

COMMENT PRENDRE SOIN NATURELLEMENT DE NOS ENERGIES ?

Le déroulé de l'accompagnement en naturopathie passe par 3 types de cures successives. Lors de chacune de ces cures, des techniques de base peuvent être proposées au consultant pour retrouver la route de son chemin de vie.

L'art du naturopathe est de définir avec son consultant la bonne technique qui sera bien appropriée pour un résultat maximal, cela passe en premier par une série de bilans et interrogations qui constitue l'anamnèse.

A. Notion de cure en naturopathie

a. Cure de préparation

La cure de préparation se réalise lors de la première consultation. Après une anamnèse complète avec de nombreux bilans, l'objectif est de préparer les trois corps à des actions plus profondes qui seraient peut-être trop difficiles au consultant à aborder en première intention et en fonction de sa vitalité. L'objectif est donc de commencer à limiter les apports en toxines, à mettre en place des stratégies d'élimination douce. Il convient donc de faire les premières corrections alimentaires, les premiers changements d'habitude et accompagner les premières prises de conscience. Lorsque nous parlons des toxines, il s'agit des toxines physiques, mais aussi psychiques et énergétiques.

La cure de préparation consiste à engager les premiers changements, d'un point de vue énergétique il convient donc d'intervenir sur les facteurs de déstabilisation psychophysiologique. Si le consultant présente une vitalité plus forte, nous pourrions aussi engager des techniques plus profondes.

b. Cure de détoxination

La cure de détoxination est une cure où les processus d'élimination et les changements sont plus poussés, si la cure de préparation a bien été menée. Il est courant parfois de refaire une cure de préparation si le consultant n'a pas tout intégré dans cette phase ou si des réactions plus fortes se sont développées. Cette cure va donc être plus active et va permettre de confirmer la stratégie de la première cure, mais le consultant en sera préparé.

c. Cure d'harmonisation

Cette cure qui est au final le comportement en phase équilibre de la personne fait suite à une phase plus active qui a pu aussi révéler d'autres failles ou comportements, il faut donc continuer l'accompagnement et définir avec le consultant le mode « normal » pour laisser place à l'équilibre physique, mental et énergétique. Le consultant aura donc sa vitalité à son maximum pour vivre son expérience de vie de la manière la plus épanouie.

B. Prise en compte des cures d'un point de vue climatique

a. D'un point de vue préparatoire

Nous avons vu que les facteurs vibratoires naturels ou artificiels pouvaient avoir des impacts sur l'équilibre énergétique de la personne.

Pour la **géobiologie**, l'objectif premier sera la détection qui se réalise simplement à l'aide de baguette, rad-master, pendule ou d'une antenne de Lecher.

La détection met en avant un des effets vibratoires majeurs qui est la résonance.

L'outil permet de signifier qu'il y a convergence entre la forme pensée de ce que l'on recherche et la rencontre avec le phénomène. La résonance démultiplie l'effet perçu.

À l'issue de la détection, il est donc possible d'établir une cartographie d'un lieu. Il convient en particulier d'attirer l'attention sur les endroits où le consultant reste souvent, c'est-à-dire le lieu de sommeil et le lieu de travail.

Devant l'agression énergétique de ces points, il convient de prendre des décisions de réorganisation nécessaire afin d'optimiser les performances des processus d'autoguérison.

Sinon cela revient à essayer de courir avec des boulets aux pieds !

Pour conclure, les règles à prendre en compte concernant les impacts vibratoires négatifs naturels sont :

Règle 1 : Mesurer

Règle 2 : Fuir

Règle 3 : Limiter le temps sur les zones négatives

Règle 4 : Se protéger (dispositifs d'informations et protocole)

Règle 5 : Se recharger...

De même, pour les mesures artificielles, il existe de nombreux appareillages et formations permettant de faire des mesures simplement.

Ces équipements associés aux niveaux de références faisant consensus permettent de mesurer l'environnement de la personne et définir un état de référence.

Concernant les solutions, la première règle est bien entendu de fuir ces points négatifs tout comme les naturels.

Il est possible aussi de travailler sur la conception des lieux avec des architectes formés à la protection des personnes et des environnements électromagnétiques :

— Câble blindé dans les constructions

— Réseau Ethernet interne

— Peinture anti-onde

— Coupure du réseau électrique la nuit

— Coupure du Wi-Fi la nuit

— Téléphone filaire et non DECT

— Supprimer les babyphones

Il faut être vigilant sur les appareils vendus de protection des lieux. Il y a plusieurs familles :

— Des équipements techniques agissant directement sur les installations (https://www.geotellurique.fr/ ou https://www.electromagnetique.com/ ou https://www.choix-de-vie.com)

— Des équipements informatifs qui émettent une contre-onde (https://www.iga-asso.fr) ou des dispositifs de type FAZUP (http://www.fazup.com/fr/). Ce dernier dispositif a fait l'objet d'études et j'ai pu aussi faire le test en kinésiologie.

En accompagnement des géobiologues, il y a de nombreuses associations qui peuvent donner des conseils sur ces thèmes :

— Robins des toits https://www.robindestoits.org/

— Next up http://www.next-up.org

— Institut de géophysique appliquée IGA https://www.iga-asso.fr/

Concernant la vibration des matériaux, il convient de faire appel à des personnes formées pour tester ces matériaux. **La testing-thérapie** permettra donc de mesurer l'impact énergétique des matériaux sur le fonctionnement du corps. Cela pourrait aussi faire l'objet d'un bilan particulier, pour une phase de préparation, il faudra demander par exemple s'il y a eu des changements suite à une intervention dentaire, pose d'un stérilet ou prothèse pour déjà avoir une piste. L'extraction de la matière incompatible libère les tensions et les influences vibratoires.

Enfin, il y a le magnétisme et les arts énergétiques qui permettent de préparer, détoxifier et harmoniser. Cette technique peut donc être utilisée à toutes les phases.

Le **magnétisme**

Le fondement est donc de remettre en connexion le consultant avec les énergies d'équilibre suivant plusieurs composantes :

— L'alignement des chakras
— La connexion à la terre
— La connexion au ciel
— Le nettoyage des nœuds énergétiques

Le magnétisme est basé sur l'utilisation de la transmission des énergies supérieures aux consultants et les soins énergétiques sont accompagnés de nombreux processus de visualisation pour mener des actions plus précises.

b. D'un point de vue détoxination

Une fois la dépollution de l'environnement basique réalisée, **la kinésiologie** pourra être utilisée pour questionner le corps sur ses influences internes et externes énergétiques.

La kinésiologie a été inventée dans les années 1960 aux États-Unis par le Dr Goodheart. En soignant ses patients, ce chiropraticien s'aperçoit que le manque de tonicité d'un muscle est souvent lié à un organe malade. Afin de prévenir ou soigner certains troubles, il conçoit alors des tests musculaires manuels destinés à détecter les muscles faibles. Au fil du temps, d'autres spécialistes se penchent sur cette méthode initiale appelée **kinésiologie appliquée** et en proposent des variantes. Selon la kinésiologie, la faiblesse ou la maladie d'un organe se répercuterait obligatoirement sur la tonicité des muscles. Identifier une faiblesse musculaire spécifique et la corriger permettrait de supprimer un déséquilibre physique ou mental.

Cette technique va permettre donc d'affiner la perception des influences énergétiques physiques et mentales.

c. D'un point de vue harmonisation

La géobiologie va permettre de définir un lieu en harmonie par rapport à la position des objets et lieux de vie. Cette phase est importante pour assurer le maintien de l'harmonie.

Bien entendu, nous devons aussi ajouter les accompagnateurs **FENG SHUI**, cet art est très complet et demande en effet l'appel à des experts. Cette technique est très développée et commune en Chine et en Asie.

— Un autre moyen pour garder l'harmonie, mais qui aurait pu aussi être conseillé en phase de préparation, est le renforcement **du lien à la nature**. L'impact positif de cette connexion fait l'unanimité d'un point de vue global et possède des arguments sérieux physiques.

L'organisme humain est sensible à l'impact des ions négatifs et positifs dans la stabilité globale des équilibres internes. Ainsi, la nature du lieu influe sur cette capacité. Les ions positifs sont des cations et ont un effet négatif sur l'organisme. Les ions négatifs, c'est l'inverse.

Les thérapies de connexion à la force de la nature existent depuis toujours et ont un rôle important dans l'équilibre de l'harmonie énergétique :

— **Héliothérapie :** exposition au soleil
— **Sylviothérapie** ou médecine préventive reconnue au Japon *Shinrin-yoku* : baisse cortisol, baisse tension, baisse rythme cardiaque, activation de tous les sens, couleur verte

apaisante, augmentation cellule NK (*Natural Killer*) par action des phytoncides

— **La connexion aux animaux** qui permet de se connecter au champ de la nature et l'instinct naturel

C. Prise en compte du facteur stress dans les cures

Du point de vue du stress, les éléments pouvant influencer énergétiquement les trois corps sont principalement les formes pensées, les égrégores et les croyances. Certaines techniques pourront aussi être utilisées à toutes les cures pour des objectifs différents.

a. D'un point de vue préparatoire

Certaines techniques permettent en base à commencer à influencer énergétiquement le stress intérieur.

Commençons par des outils très simples mais efficaces :

— **La méthode Coué**

Cette méthode permet de créer des formes de pensées positives pour remplacer des négatives. Elle consiste donc à répéter des phrases positives à voix haute et si possible devant un miroir.

Cette méthode a été créée en 1926 par Émile Coué.

— **Les accords toltèques**

Cette méthode permet de se protéger dans l'accueil de pensées négatives et non nécessaires.

Cette technique pourra servir en harmonisation. Elle a été développée par le chaman mexicain Don Miguel et diffusée *via* un livre en 1997.

LES 4 ACCORDS TOLTÈQUES	
QUE TA PAROLE SOIT IMPECCABLE Parle avec intégrité, ne dis que ce que tu penses. N'utilise pas la parole contre toi-même, ni médire d'autrui.	NE PRENDS RIEN PERSONNELLEMENT Ce que les autres disent et font n'est qu'une projection de leur propre réalité et de leur rêve personnel. Lorsque tu es immunisé contre cela, tu n'es plus victime de souffrances inutiles.
NE FAIS PAS DE SUPPOSITIONS Aie le courage de poser des questions et d'exprimer tes vrais désirs et besoins. Communique clairement avec les autres pour éviter tristesse, malentendu et drames. Cet accord seul peut changer ta vie.	FAIS TOUJOURS DE TON MIEUX Ton mieux change d'instant en instant. Quelles que soient les circonstances, fais simplement de ton mieux, ainsi tu éviteras de te juger, de culpabiliser et d'avoir des regrets.

— Les harmonisateurs émotionnels : les Fleurs de Bach

Dans les années 1930, le Dr Edward Bach met au point ses 38 célèbres élixirs floraux. Chaque fleur, selon les recherches du Dr Bach, est associée à un état d'esprit. Les Fleurs de Bach® cherchent non pas à soigner une maladie, mais à jouer sur les émotions négatives qui peuvent influer sur notre état de santé.

Les Fleurs de Bach® Original sont toujours fabriquées selon la technique mise au point dans les années 1930. Les fleurs (cultivées pour la grande majorité au jardin du Centre Bach à Mount Vernon, à 1 h 30 de Londres) sont cueillies en pleine floraison (de juin à août), à la main, et disposées dans des bols transparents remplis d'eau de source. Elles peuvent ensuite être soumises à deux procédés d'extraction différents :

- le **processus de solarisation** concerne 20 des 38 fleurs : pour cette extraction, les bols sont disposés 3 heures en plein soleil ;
- le **processus d'ébullition** concerne les 18 autres fleurs : l'eau dans laquelle reposent les fleurs est chauffée jusqu'à obtenir un léger frémissement.

Nous voyons bien à travers le mode de fabrication que nous sommes encore sur l'intégration d'une information dite végétale dans de l'eau et une dynamisation par l'eau, le soleil et l'agitation par ébullition. Le végétal plus ancien que les humains a un pouvoir informatif fort. Les Fleurs de Bach peuvent donc être utilisées à toutes les cures pour harmoniser le corps émotionnel.

Les Fleurs de Bach se déterminent par un questionnement, une intuition ou avec une résonance vibratoire (antenne de Lecher). La bonne fleur au bon moment peut avoir un effet très efficace.

— La cohérence cardiaque

« Le concept de la cohérence cardiaque est issu des recherches médicales en neurosciences et en neurocardiologie. Il est apparu aux États-Unis, il y a une vingtaine d'années, et son impact bénéfique sur la gestion du stress a été mis en lumière par l'Institut HeartMath. Il a notamment été montré que cette méthode a de nombreux bénéfices sur la santé. Elle joue un rôle important dans la prévention des maladies cardiovasculaires. Son application permet aussi parfois de s'affranchir d'anxiolytiques et/ou d'antidépresseurs. Le Dr David Servan-Schreiber a été le premier à en informer le public français en publiant, en

2003, son premier best-seller *Guérir le stress, l'anxiété, la dépression, sans médicament ni psychanalyse*.

La cohérence cardiaque s'intéresse à la variabilité du rythme cardiaque qui est l'une des manifestations physiologiques de nos sentiments et de nos émotions. Elle est reconnue comme un marqueur puissant de l'activité du système nerveux autonome et de son équilibre. Le cœur et le cerveau interagissent en permanence. Lorsque l'un s'emballe, l'autre suit. C'est ainsi que notre état émotionnel influence les battements de notre cœur. »

Cette technique permet rapidement d'avoir des effets positifs et elle est facilement accessible *via* des vidéos en ligne et sans équipement.

Les appareils de type HEARTMATH permettent de faire des mesures afin de voir les évolutions de l'état de tension et la capacité de recentrage. À travers une mesure de vibration du rythme cardiaque, nous avons une photo de l'état émotionnel.

b. D'un point de vue détoxination

Une fois les prémices de nouveaux réflexes pour rendre positives les pensées, il convient en effet d'approfondir la détoxination mentale.

— **Ho'Oponopono** : Cette méthode permet de nettoyer des pensées qui pourraient se révéler toxiques. Elles consistent en conscience à répéter ces quatre phrases pour se libérer.

— **Désolé**, signifie que l'on reconnaît le conflit.

— **Pardon**, donne la possibilité de se pardonner à soi-même et à l'univers d'avoir créé cette situation.

— **Merci**, à votre âme, à Dieu, à l'Univers d'avoir réveillé cette mémoire qui était en vous afin de la nettoyer.

— **Je t'aime**, c'est le nettoyage de la mémoire limitante en envoyant une énergie d'Amour à vous et à l'Univers. On pourrait dire aussi « je m'aime ».

— **Les outils méditatifs**

De nombreux outils de modification des états de conscience permettent d'influencer le stress du corps physique et émotionnel. Ce chapitre pourra faire l'objet d'une étude particulière.

Ces outils peuvent bien entendu être utilisés dans toutes les cures. Citons quelques exemples :

— La sophrologie

— L'autohypnose

— La méditation pleine conscience

— La méditation guidée

— Les méditations mystiques chrétiennes

— Les soufis...

— Les transes chamaniques...

c. D'un point de vue harmonisation

Une fois la dépollution réalisée, il convient de garder une hygiène mentale pour aller vers une plus grande cohérence énergétique de l'ensemble des corps.

Parmi les outils méditatifs ou de modification de conscience, la méditation a une position particulière, elle accompagne l'humanité depuis 7 000 ans.

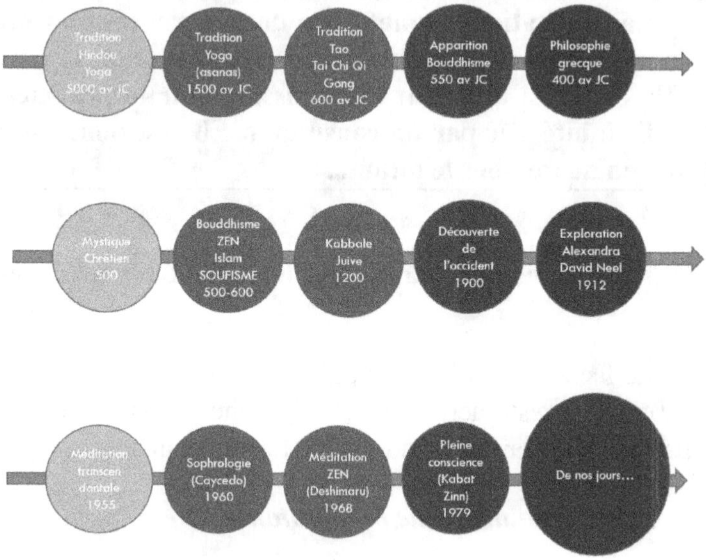

La méditation influence directement **les trois corps de convergence**.

— Corps physique : cela a été prouvé scientifiquement.

— Corps émotionnel : cela a été aussi prouvé par de nombreuses études.

— Corps spirituel : cela est prouvé dans la pratique avec l'amélioration dans l'intuition et la connexion à des connaissances.

La méditation largement développée en Orient commence à se développer de plus en plus en Occident et se diffuse jusque dans les milieux hospitaliers et les écoles. Il convient de passer par des méditations laïques afin d'assurer une plus grande diffusion.

Un magazine trimestriel *Méditation* dédié à ces outils existe depuis un an.

La méditation permet donc de nourrir tous les plans énergétiques et peut être proposée dans toutes les cures. Elle est aussi aisément transmissible par le praticien et facile à intégrer par un consultant. Elle est donc un bon moyen de fortifier le totum...

D. Prise en compte du facteur hérédité dans les cures

Le facteur hérédité d'un point de vue énergétique est plus subtil à investiguer dans la recherche de la santé. Il est parfois nécessaire de s'adresser à des spécialistes.

a. D'un point de vue préparatoire

Lors de l'anamnèse, il convient de déterminer si la possible origine de trouble provient d'un nœud lié à son antériorité. La répétition de comportement, la récurrence de rêve, des blocages récurrents sont peut-être le signe d'une mémoire ancienne liée à une situation symboliquement forte au niveau émotionnel. La lecture des mémoires akhasiques permet donc ainsi d'aller les explorer et par la compréhension engager un déblocage.

b. D'un point de vue détoxination

Nous pourrions considérer qu'après avoir libéré les blocages anciens, il convient de se concentrer sur l'histoire familiale plus proche.

Nous pouvons citer les techniques suivantes pour nettoyer notre corps énergétique de ces mémoires :

— **La psychogénéalogie :**

La psychogénéalogie ou analyse transgénérationnelle est une thérapie qui vise à apaiser le mal-être du consultant en lui proposant d'analyser sa généalogie pour comprendre la place et les missions qui lui ont été léguées par les générations précédentes. La transmission se fait d'inconscient en inconscient.

— **La kinésiologie**

Cette technique d'interrogation de l'inconscient passant par le corps va permettre aussi *via* une anamnèse de comprendre une origine familiale dans des blocages dans le corps émotionnel, voire le corps physique.

— **L'hypnose humaniste**

Cette technique met le consultant en état de conscience modifiée, mais il reste conscient. Par contre la réponse passant par le corps est celle de l'inconscient qui est notre connexion à notre mémoire collective personnelle. En prenant ce chemin, nous pouvons questionner nos liens héréditaires et leurs impacts sur notre vie. Elle est une méthode douce et peut être efficace si le consultant accepte le principe de lâcher prise.

c. D'un point de vue harmonisation

Lors de la cure d'harmonisation, le facteur hérédité demande une implication plus sensible. Elle passera par :

— des phases de pardon envers des liens héréditaires troublants,
— apporter de l'amour à sa famille pour le bien-être général du clan,
— nourrir sa famille pour offrir à ses enfants une vie allégée de cet héritage.

L'important sera donc dans les deux premières cures de couper ces liens toxiques énergétiques et dans la dernière cure de veiller à la construction de cet héritage familial.

NOTA : Concernant le patrimoine génétique, nous avons vu aussi que celui-ci peut se marquer d'événements passés familiaux. Nous savons aussi maintenant que la pratique de la méditation permet de garantir une qualité de son ADN par l'augmentation de la longueur des télomères qui améliorent la qualité de la codification génétique. Dans une première étude pilote destinée à créer un cadre pour de futures investigations, trente volontaires ont été invités à participer à une retraite de méditation bouddhiste de trois mois au Centre Shambhala dans le nord du Colorado. À l'issue de cette retraite, les volontaires ont vu l'activité de la télomérase augmenter de 30 %.

Elizabeth Blackburn, prix Nobel, a réalisé de nombreuses études sur ce domaine.

https://nutritionfacts.org/2016/04/26/how-to-protect-our-telomeres-with-diet/

E. Prise en compte du facteur social dans les cures

Le facteur social joue un rôle important dans les perturbations énergétiques, que soit au niveau physique, émotionnel ou spirituel. Il est donc nécessaire de prendre en compte dans l'anamnèse cette dimension dans chaque cure et proposer au consultant des outils de compréhension.

a. D'un point de vue préparatoire

Il convient tout d'abord de faire un tri sur l'ensemble de nos relations sociales pour privilégier les relations qui nourrissent nos corps énergétiques. Cette perception ne peut se faire que par un travail de développement personnel sur notre cohérence propre. Cette cohérence peut aussi s'exprimer comme le parfait alignement des corps de convergence qui donne le juste message à la personne sur son envie profonde et le rôle qu'elle veut donner à sa vie.

L'ensemble des techniques précédentes va aider à cette quête existentielle.

En cure de préparation, le travail consistera à faire le bilan sur cet environnement et voire peut-être passer par une phase d'observation pour comprendre la nature bénéfique de ces relations.

b. D'un point de vue détoxination

Une fois cette prise conscience de cet environnement social (travail, ami, association...), il convient de passer à l'acte pour se protéger des relations toxiques et se remettre à cultiver les relations qui nourrissent votre propre intérieur ou qui alimentent vos rêves.

c. D'un point de vue harmonisation

Une fois avoir compris les relations qui sont positives pour conserver son équilibre, nous pouvons avoir un regard critique sur notre implication dans la partie sociale liée au travail.

Nous pouvons évoquer le sujet de la QVT, Qualité de vie au travail qui prend en compte :

- les relations sociales et de travail,
- le contenu du travail,
- l'environnement physique de travail,
- l'organisation du travail,
- la réalisation et le développement professionnel,
- la conciliation entre vie professionnelle et vie privée.

Bien menée, cette politique permet de redonner du sens au travail si le consultant a fait le travail avant de recherche de cohérence entre ses envies et ses actions. Cela amène parfois la nécessité de changer de poste ou de travail (IKIGAI).

L'approche humaniste dans la direction des entreprises est essentielle afin de comprendre que le monde a besoin d'un équilibre entre notre écologie individuelle et notre écologie collective et cela n'empêche pas la performance économique, au contraire cela renforcerait la pérennité. De nombreux mouvements sont en cours comme le Mouvement international des entrepreneurs humanistes qui a vocation à fédérer les acteurs autour de cette volonté de changement de nos pratiques (Emmanuel Toniutti intervient en tant que président de l'International Ethics Consulting Group IECG).

Le sujet est donc la cohérence du dirigeant essentiel dans l'énergie de son entreprise et l'organisation mise en œuvre.

F. Conclusion sur la prise en compte des FDP suivant les types de cures et leurs impacts sur les corps de convergence

Pour accompagner la pleine santé, il convient donc de prendre soin des 3 corps de convergences.

Cette grille de lecture doit se faire à chaque cure et avec l'utilisation de la technique la plus pertinente. Bien entendu, le praticien, en fonction de l'aisance du consultant, peut utiliser les techniques à différents stades.

L'intuition du praticien va aussi jouer un rôle important dans le choix de la technique et devra être à l'écoute de la résonance du consultant sur l'évocation des pistes proposées par le praticien.

Le devoir du praticien étant de connaître ces techniques pour conseiller au mieux et avoir un réseau de spécialistes de confiance le cas échéant.

Ces outils ont pour la plupart la vertu d'être intégrés par le consultant et seront à intégrer à l'éducation thérapeutique du patient.

Le nombre 3, au-delà de la symbolique de la Trinité, est important, car il permet de sortir de la dualité. D'un point de vue plus pratique et comme un point de vigilance en consultation, je propose au consultant de trouver son troisième cercle. En effet, nous opposons souvent vie personnelle et vie professionnelle, vie en famille et vie au travail... Pour permettre de nourrir les corps de convergence, il convient de se nourrir de plusieurs plans, par exemple : le plan de la famille, le plan du travail, le plan d'une association humanitaire ou d'un cercle associatif ou le plan de la famille, le plan des amis ou le plan sportif. Bref, composer sa vie en pluralité et non en dualité.

IV :

QUELS OUTILS TECHNOLOGIQUES PEUVENT AIDER A L'EXPLORATION ENERGETIQUE ?

Depuis quelques décennies, des scientifiques et médecins ont pu explorer les mondes subtils par des instrumentalisations technologiques. Ces dernières ont pu mettre en avant des outils de diagnostic et d'évaluation pour objectiver les actions sur les domaines énergétiques. Voyons quelques-uns de ces outils.

A. Catégorie des applications énergétiques dans le futur

Deux tendances se dégagent :

— Une pratique simple naturelle à intégrer dans sa vie sous réserve d'en avoir connaissance (voir partie ci-dessus)
— Une pratique technologique de recherche scientifique pour affiner les diagnostics et accélérer les soins

L'objectif étant de voir comment faire évoluer son niveau de conscience ou sa capacité de réception énergétique pour accéder à de justes informations.

B. Applications de type technologique

a. Appareil KIRLIAN

Le procédé dit photographie Kirlian (ou effet Kirlian) a été découvert accidentellement en 1939 par le technicien soviétique Semyon Kirlian et sa femme, la journaliste et enseignante Valentina Kirlian. Les clichés Kirlian montrent un halo lumineux autour d'un objet soumis à une haute tension électrique.

Le procédé est donc un outil de diagnostic qui permet de mesurer un champ bioélectrique et permet de mesurer après traitement l'efficacité ou pas d'une intervention.

b. Miltathérapie

La technologie **MILTA** associe, de façon synergique, des émetteurs laser NPCL (Nano-Pulsed Cold Laser), des diodes infrarouges et des diodes RVB, fonctionnant dans un tunnel magnétique.

Cette synergie permet au MILTA d'agir à une profondeur inégalée, inaccessible aux LED classiques, grâce à la diffusion des photons jusqu'à 13 cm dans les tissus mous.

Les photons émis stimulent ainsi au cœur des cellules les processus de restauration tissulaire.

Le MILTA a donc un effet cicatrisant sur la peau et les muscles, de réparation osseuse et de rejuvénation. Il permet également de réguler l'inflammation et de réduire la douleur.

Il donne la possibilité aux praticiens d'enrichir leur pratique quotidienne, en utilisant, dans les meilleures conditions, les propriétés antalgiques, anti-inflammatoires, réparatrices, cicatrisantes et immunostimulantes de la lumière.

Cette technologie d'origine russe se développe depuis 20 ans en France, nous la retrouvons auprès des fédérations sportives, mais aussi dans le milieu hospitalier. J'ai pu tester l'efficacité de cette technique.

Le domaine d'application est bien évidemment l'accompagnement de la guérison après une cure de préparation.

c. Chromatothérapie

Cette discipline a été structurée par le professeur AGRAPART, elle est aussi basée sur l'utilisation de longueur d'onde spécifique pour accélérer des processus d'autoguérison.

a) En traumatologie, toutes les algies secondaires à des traumatismes. Traitement des séquelles de traumatisme crânien, améliore la mémoire, les troubles de l'attention, l'angoisse et le fond dépressif.

b) En rhumatologie, sur les arthroses, arthrites, tendinites.

c) En dermatologie, zonas, herpès, cicatrices de brûlures ou postchirurgicales.

La **Chromatothérapie® directe** est utilisée lors de l'atteinte de l'organisme par un phénomène extérieur (traumatisme, brûlure, coup de froid, piqûre d'insecte).

Cet outil a un domaine d'intervention précis et il est aussi utilisé par les kinésithérapeutes.

d. Caméra GDV ou Bio-Well

Le professeur Konstantin Korotkov est professeur de physique à l'université de Saint-Pétersbourg. Il travaille depuis plus de 30 ans à la conception puis l'élaboration de la caméra électrophotonique GDV puis plus récemment sur la camPERLINK Well.

Cet outil de diagnostic énergétique est très puissant et s'appuie dans la mesure biophotonique des méridiens et des algorithmes permettent de visualiser les champs énergétiques et l'état de santé général. BIO-WELL a développé aussi un appareil pour réinformer le corps pour le ramener vers l'équilibre en utilisant des fréquences et sons binauraux.

e. Conclusion sur les technologies vibratoires

Ces techniques sont spécialement efficaces dans le domaine du diagnostic et certaines plus dans le domaine de l'intervention. Ces outils peuvent donc être complémentaires.

Ces techniques permettent de mesurer l'impact subtil sur le totum.

V :

ET DEMAIN, QUELLE MEDECINE POUR L'HOMME GLOBAL ?

Comment arriver à concilier le meilleur des médecines pour le bien-être des patients, mais aussi pour assurer l'efficacité des praticiens ?

En reprenant la vision globale, il convient de ne pas séparer mais d'unifier les techniques pour en tirer le meilleur des bienfaits.

Le terme de médecine intégrative est utilisé pour désigner le recours simultané à la médecine conventionnelle et aux médecines complémentaires et alternatives (non conventionnelles) dans le suivi d'un patient.

La médecine intégrative réunit plusieurs approches médicales complémentaires dans une situation clinique donnée. Elle doit combiner diverses pratiques thérapeutiques avec les aspirations du patient, en accord avec l'équipe médicale, et les praticiens paramédicaux.

Le terme est apparu dans les années 1990 aux États-Unis. Au Canada, des programmes évaluent l'intérêt de cette intégration dans la politique de santé publique.

La première clinique dite de médecine intégrative en France a été la clinique orthopédique Montagard à Avignon. Elle a été mise en place à l'époque par le docteur anesthésiste Olivier Abbosolo qui a su conjuguer l'apport des techniques d'hypnose en complément de l'anesthésie mais aussi de l'aromathérapie et l'homéopathie. Il a su aussi intégrer des outils techniques simples en démontrant par des études des gains économiques et de confort pour les patients avec le bol d'air Jacquier en complément des antivomitifs et des champs magnétiques pulsés pour soutenir la fonction anti-inflammatoire et agir en tant qu'analgésique naturel. L'approche est globale en prenant en compte aussi le bien-être des patients, visiteurs et surtout du personnel soignant.

La médecine dite conventionnelle va donc s'appuyer sur les médecines dites complémentaires et alternatives ou MCA.

Un groupe de psychologues, sociologues et médecins travaille sur la reconnaissance de ces médecines afin d'établir une classification suivant des critères de liberté de croyance, de résultats observés, d'évaluation de la formation et de la facilité d'accès. L'attente de ces médecines est en particulier forte chez les séniors qui sont en attente de technique naturelle sans effets secondaires. Véronique Suissa, Serge Guérin et Dr Philippe Denormandie ont créé, en octobre 2020, l'Agence nationale des médecines complémentaires et alternatives (AN-MCA https://www.agencemca.org/).

Il conviendra aussi de proposer des parcours thérapeutiques complémentaires dans une vision globale comme le collectif TERRA SOI (www.terra-soi.fr), regroupant plusieurs techniques, pour des accompagnements individuels ou collectifs.

L'ensemble de ces visions nouvelles de la santé a pour probable conséquence de changer notre regard sur la santé puisqu'elle est basée sur notre prise de conscience de notre responsabilité dans le fait de rester en bonne santé.

Cela passe par une ouverture des médecines à partager clairement leurs arts et techniques en sortant de la position de celui qui sait pour aller vers la posture de celui qui explique et transmet. Chez le naturopathe, nous appelons cela l'éducation de la santé. Cette approche se développe aussi dans la notion d'éducation thérapeutique du patient qui donne au patient des soutiens dans son retour à la santé. Nous pouvons citer par exemple le diplôme universitaire du CHRU de Montpellier Méditation & Santé.

L'avenir nous dira si ce nouveau modèle de médecine intégrative trouvera sa place et surtout si on peut lui laisser sa chance !

VI :

COMMENT TROUVER SON COMPAGNON SUR LE CHEMIN DE L'EQUILIBRE ?

Nous venons de voir que la santé s'approche par la complexité et cela peut amener des difficultés à une personne pour trouver des outils de soutien. Pour s'y retrouver, le naturopathe a un rôle majeur dans cette lecture multidimensionnelle et pourra proposer un parcours multithématique.

Cependant, le praticien parfois non généraliste peut avoir besoin d'une grille de lecture pour affiner son choix en lien avec une possible évaluation. Pour lancer la réflexion sur ce sujet de l'évaluation, je propose une première grille de lecture qu'il conviendra dans le futur de partager en intégrant les retours d'expériences de chacun et surtout en intégrant la comparaison avec d'autres techniques.

La synthèse ci-dessous présente une évaluation des techniques au niveau vibratoire suivant les types de cures en prenant en compte :

— leurs impacts sur les cures proposées,

— leurs impacts sur les corps de convergence,

— leurs qualités par rapport à des arts ancestraux,

— leurs qualités par rapport à des preuves scientifiques,

— leur capacité à être utilisées simplement par le consultant.

Suivant 3 niveaux d'efficience :

X = Peu efficient **XX** = Efficient **XXX** = Très efficient

Outils naturels	Cure I	Cure II	Cure III
Géobiologie	**XXX :** Cette technique permet de placer la personne dans une zone neutre de perturbations naturelles et artificielles avant d'engager tout autre protocole.		**XX :** Cela permet la prise en compte des règles de base dans le bien-être dans la conception des espaces de vie.
Feng Shui			**XXX :** Cette technique permet la conception globale d'un lieu en harmonie en lien avec le site et les occupants.
Testing Thérapie	**XXX :** Cette technique permet de détecter les pollutions dues aux matériaux par exemple.		
Kinésiologie appliquée	**XX :** Cette technique permet d'identifier des perturbations internes et extérieures. À condition d'être réalisée en zone neutre.	**XXX :** Cette technique aura toute sa pertinence une fois la cure de préparation réalisée. Cette technique permet de mesurer les impacts dans le corps physique des chocs émotionnels passés.	

Méthode Coué	**XX :** Cette technique permet de démarrer une dépollution des pensées négatives.		
4 accords toltèques	**XX :** Cette technique permet ainsi de limiter les réflexes pouvant induire des pensées limitantes et impactantes.		**XX :** Cette technique peut être efficace en hygiène mentale et permet d'avoir un rappel sur une posture mentale saine.
La méditation et les outils méditatifs	**XXX : Cette technique peut être proposée pour des personnes ayant des bases ou avec un accompagnement. Elles influencent l'ensemble des corps physiques, émotionnels et spirituels.**	**XXX : Cette technique permet de stabiliser les émotions et évacuer les pensées et formes pensées toxiques. Son impact physiologique est aussi important.**	**XXX : Cette technique permet de maintenir l'ancrage et l'alignement des corps. Elle est essentielle dans la prévention mais aussi dans la connexion à son intuition forte.**
Cohérence cardiaque	**XXX :** Cette technique permet de stabiliser les émotions et permettre ainsi le développement vers d'autres outils. Elle est aussi accessible à tous et rapidement efficace.		**XX :** Cette technique permet un entraînement régulier de la cohérence entre le corps et l'esprit.
Magnétisme, soins énergétiques	**XXX :** Cette technique permet de travailler sur l'équilibre énergétique global de la	**XX :** Cette technique permet de travailler sur l'équilibre global et accompagner la force vitale	**XX :** Cette technique permet d'accompagner la connexion globale et le renforcement de l'intuition.

	personne et ainsi aider les premières mises en mouvement et changement.	dans la détoxination.	
Lien avec la nature : héliothérapie, sylviothérapie, animaux	**XX :** Cette technique permet de remettre la personne en contact avec des énergies naturelles, elle est donc fondamentale.		**XX :** Cette technique permet une recharge régulière.
Psychogénéalogie	**XX :** Cette technique peut être utilisée en cure I pour aller à la cause de troubles.	**XX :** Cette technique permet d'initier un nettoyage du champ collectif familial avant d'aller sur une intervention plus personnelle.	
Lecture akhasique	**XXX :** Cette technique permet d'initier un nettoyage du champ collectif individuel avant d'aller sur une intervention plus personnelle.	**XX :** Cette technique peut être utilisée aussi en cure II si cela n'a pas été possible en cure I.	
Hypnose humaniste	**XX :** Cette technique peut être utilisée aussi en cure I.	**XXX :** Cette technique permet d'approfondir l'équilibrage émotionnel.	
Outils technologiques	**Cure I**	**Cure II**	**Cure III**
Appareil KIRLIAN	**XX :** Cette technique permet d'avoir une image globale de l'état énergétique du consultant.		

Miltathérapie		**XXX :** Cette technique permet d'avoir une intervention précise sur l'ensemble des systèmes.	
Chromatothé rapie		**XX :** Cette technique permet d'avoir une intervention ciblée sur des domaines précis.	
Caméra GDV	**XXX :** Cette technique permet d'avoir une image précise de l'état énergétique du consultant.	**XXX :** Cette technique permet d'avoir une image précise de l'état énergétique du consultant après réalisation d'un accompagnemen t et dispose aussi de solutions pour aider au recours à l'équilibre.	

« Apprendre et comprendre sont deux choses distinctes.

Apprendre, c'est "savoir" la pensée des autres et la répéter.

Comprendre, c'est la pénétrer ou la faire sienne dans la mesure où elle est acceptée. »

Pierre-Valentin Marchesseau

ALLER PLUS LOIN...

Voilà, le voyage se termine...

J'espère que cela n'est qu'une étape pour vous et que vous avez pu découvrir une autre vision de notre monde et peut-être de vous-même.

Peut-être avez-vous envie d'aller expérimenter quelques pratiques pour mieux vous connaître et tendre vers votre congruence ?

Je fais le vœu que vous ayez pu accueillir le naturopathe comme un compagnon sur votre chemin de vie.

Nous sommes dans un monde subtil et cette lecture dense aura peut-être semé des graines qui germeront en vous avec le temps nécessaire.

Ces graines seront à arroser avec votre amour et votre ouverture d'esprit.

Que cet ouvrage vous permette à votre tour d'aller vers une meilleure compréhension de vous-même et vous offrir la clairvoyance dans la réalisation de votre chemin de vie.

Je vous souhaite la cohérence et la congruence. Elle sera la fondation de votre pleine santé et de votre entière vitalité.

C'est un travail parfois long et il est quotidien pour garder son ancrage.

Pour finir, je vous propose de passer en revue quelques moments importants.

Vous méritez de vous occuper de vous.

Résumons

1 / La théorie de la Convergence

La théorie de la Convergence est une synthèse de l'approche des plans énergétiques et vibratoires de l'être humain. Elle se formule donc de la manière suivante :

***La première loi est :** L'énergie est composée par l'énergie physique, l'énergie émotionnelle et l'énergie spirituelle. Chaque énergie constitue un corps et donc un système indépendant.*

$$Et = Ep + Ee + Es \text{ et } Ei = Si$$

La seconde loi est : Chaque corps fait l'objet de convergence d'information.

*Une convergence est l'action d'aboutir au même résultat, de tendre vers un but commun. Chaque convergence a un rôle dans la circulation vibratoire des **informations**.*

$$Ei => cii$$

$$Ci = Ci \text{ locale} + Ci \text{ transition} + Ci \text{ globale}$$

***La troisième loi est :** Si le chaos diminue dans les systèmes d'énergie et donc si la qualité des corps d'informations est maximale, alors l'alignement des corps et la qualité des convergences permettent des échanges **d'informations dites harmonieuses**.*

$$\text{Si Entropie } \Sigma\, Ei => 0 \text{ et donc si } \Sigma\, cii => \infty$$

$$\text{Alors } Et = \Sigma\, Ei => \varphi$$

*En effet, l'**harmonie** est le principe fondateur de notre art naturopathique tout comme Hippocrate le formule avec « La Nature est guérisseuse ». Cela s'appelle aussi la néguentropie, la tendance vers l'ordre.*

Ce principe s'oppose au second principe de Sadi Carnot de la thermodynamique :

« Toute transformation d'un système thermodynamique s'effectue avec augmentation de l'entropie globale incluant l'entropie du système et du milieu extérieur. On dit alors qu'il y a création d'entropie. »

Il convient donc d'embrasser les contradictions de ces deux lois comme Edgar Morin le propose dans le principe dialogique (le un dans le tout, le tout dans le un) :

*— Une loi affirmant la tendance **à l'entropie***

*— Une loi démontrant la capacité **à la néguentropie***

Cette quête de l'harmonie sera donc le sens à donner à sa vie et obtenir le totum complet et épanouissant.

2 / La naturopathie comme solution

Pour répondre à cette problématique complexe et subtile, le naturopathe a cette vue globale et les outils sensibles à mettre à disposition du consultant afin de le rendre maître de sa pleine santé.

Le naturopathe a vocation à intervenir en consultation, mais aussi dans les lieux de soins classiques, les écoles ou les entreprises afin d'affirmer son rôle d'éducateur de santé et d'accompagnateur du changement.

Sa place est à créer et cela passe d'abord par une meilleure connaissance de son rôle par la société. Il sera donc celui qui aidera le consultant à assembler toutes ces composantes subtiles.

3 / Une technique à part : la méditation

Il s'avère qu'une discipline permet de répondre à remettre de l'harmonie dans les 3 corps et lors des 3 cures naturopathiques. Cette technique propose de nombreuses variantes et chaque consultant pourra trouver une technique adaptée à sa recherche.

Cette technique peut être acquise simplement par les consultants et les praticiens. Je propose de considérer ainsi la ***méditation*** *comme la 11e technique naturopathique.*

Les outils méditatifs sont nombreux et chacun peut trouver le sien et le moment pour la bonne pratique pour contribuer à l'amélioration de son hygiène mentale, physique et énergétique.

L'intégration de son apprentissage dans l'éducation des enfants, les entreprises ou pour les séniors pourrait être un axe fort de la composante de la bonne santé et de l'éducation thérapeutique du patient.

La méditation sera donc l'énergie qui nourrira toutes les composantes du totum en même temps.

4a/ Un nouveau modèle de santé : la médecine intégrative

Créer une spécialité de l'approche globale des énergies pour la mettre en lien avec la médecine classique et la médecine intégrative.

Cela permettra d'intégrer le champ de la naturopathie dans celui des médecines complémentaires et alternatives. Des travaux parlementaires en cours intègrent ces réflexions, car elles correspondent à une réelle efficacité dans l'éducation thérapeutique du patient et à une demande forte des patients d'un retour aux outils naturels et hippocratiques. La reconstitution du totum est subtile, mais demande aussi de la technique précise et rodée à l'exercice. La complémentarité d'actions est une des réponses à l'approche globale. Chaque niveau d'intervention pourra ainsi se compléter et son action pourra être supérieure à celle de la somme. Revoilà la notion de totum revenir...

5 / Ne plus dissocier le local et le global

La rencontre de notre écologie individuelle et collective est une nécessité. Elle doit être une composante du sens donné à notre existence. Sans complexe, il faut accepter cette mission avec amour et compassion pour tous. Cependant, elle doit se réaliser par des actions concrètes jour après jour avec tolérance et persévérance pour protéger notre environnement et notre planète. Acceptons simplement de la remercier chaque jour afin que notre totum soit bien supérieur à la simple somme de nos constituants subtils.

Très belle route à vous sur le chemin de la connaissance...

« Pour ce qui est de l'avenir, il ne s'agit pas de le prévoir, mais de le rendre possible. »

Saint-Exupéry

UN PARCOURS DE VIE

Né en 1978 dans une famille modeste, j'ai pu vivre dans plusieurs villes de France pour poser mes bagages au bord de la Méditerranée depuis 1988. Enfant timide et réservé, j'ai dû attendre mes études d'ingénieur en génie civil & urbanisme à l'Institut national des sciences appliquées de Toulouse (INSA) pour prendre de la confiance en moi. Voulant construire des bâtiments, j'ai commencé en parallèle de mon cursus d'ingénieur des études en architecture pour obtenir mon diplôme en 2005. Me voilà à travailler dans un cabinet d'architecture pour apprendre ce beau métier tout en apprenant l'organisation des entreprises. Ce qui m'a permis de comprendre l'importance de l'humain dans ces structures et être observateur des peurs et des envies des salariés. J'ai la chance fabuleuse de pouvoir aussi enseigner en projet architectural et l'organisation des cabinets d'architecture. Cette période me force à la précision pour transmettre au mieux à mes étudiants…

Personnellement, après une vie amoureuse tumultueuse, je rencontre ma fabuleuse épouse Sophie et nous voilà en 2009 accueillir ma petite Nora.

Sa naissance converge avec une crise de la trentaine qui me fait rencontrer ce qui sera appelé plus tard un burn out… Comment m'en sortir ? Je teste toutes les pistes pour trouver le chemin de la guérison et une naturopathe de Toulouse Christine Berdoulat m'aide à trouver mon chemin. Je m'interroge sur cet art et cette approche holistique semblable à celle de l'architecture… Et je décide d'investir ce champ de la médecine complémentaire et alternative…

Grâce à cette naturopathe, je quitte Toulouse et, lors d'une retraite zen bouddhiste, j'apprends qu'un nouveau cabinet d'architecture accepte ma candidature pour une aventure architecturale à Montpellier…

C'est dans cette ville que je rencontre Jérôme d'Arcy, naturopathe et enseignant au Collège de naturopathie rénovée André Lafon dirigé par Christophe Cannaud et leurs parcours de vie m'inspirent et me confirment une vision. Je rejoins cette école en 2014 et j'y obtiens mon diplôme et mon degré supérieur en naturopathie en 2020, j'y rencontre des gens merveilleux et je continue mon développement personnel en son sein… Pendant ces études, je participe dans mon cabinet d'architecture à de belles aventures humaines dans des projets ambitieux et vis en tant qu'associé la direction d'une entreprise d'envergure nationale qui me permet de voir les opportunités de cette fonction dirigeante mais aussi les dérives possibles d'une telle structure.

Cette divergence dans mes valeurs me fait prendre conscience qu'il faut se mettre en cohérence et un accident de voiture miraculeux accélère ma décision d'assumer cette cohérence impérieuse.

Cette nouvelle vie pré-COVID m'offre une liberté merveilleuse et grâce à la belle loi de l'attraction, des rencontres magiques s'offrent à moi, chaque jour se remplit de simples bonheurs en conscience et j'accueille les beautés de ce monde. Je peux combiner ma vision holistique dans mon milieu professionnel grâce à une équipe empathique, ouverte sur un monde humain et dans ma vie personnelle par cet art naturopathique.

Comme nous le conseille Arnaud Riou, réveille le chaman qui est en toi !

Passe à l'acte de tes rêves et ton être profond accompagné de ton enfant intérieur te porteront dans la réalisation de ta cohérence sur ton chemin de vie…

Merci à toutes mes rencontres

Merci à la vie

Merci à l'univers

Quelques textes

Une conque comme maître

Dans son premier corps entendre
Sans toujours tout comprendre
Pour simplement attendre
Au niveau monde prétendre

Puis évidemment sentir
Qu'un infini va frémir
Que la lumière va jaillir
Pour ne plus que ressentir

Aller vers mon plaisir de toucher
De vivre ma prise ainsi lâcher
Avec ma sensualité juste relâcher
Sans jamais l'abandonner

Enfin, naturellement parler
Et accéder à ma vraie liberté
Sans jamais y renoncer
Et éternellement la préserver

Ainsi tout voir
Sans aucun regret avoir
Ni aucun remord revoir
Pour ma paix enfin apercevoir

Tous ces sens découverts
Ne sont qu'un arbre vert
Que mon cœur à l'envers
Va maintenant prendre à revers

Ainsi résonne la conque forte
À celui qu'elle réconforte
Par le souffle qu'elle m'apporte
Avec l'harmonie qu'elle exhorte

Ce souffle me donne la vie
Il me rappelle la nécessité des envies
De renoncer à vivre en survie
Et ainsi oublier l'homme asservi

Le souffle est la voie de l'univers
Celui toujours qu'on persévère
Pour l'éternité sans calvaire
Vivre un véritable amour redécouvert.

Paul Suza Galapiat
2020, Sollacaro

Serment de Hippocrate

« Je jure par Apollon, médecin, par Asclépios, par Hygie et Panacée, par tous les dieux et toutes les déesses, les prenant à témoin que je remplirai, suivant mes forces et ma capacité, le serment et l'engagement suivants :

Je mettrai mon maître de médecine au même rang que les auteurs de mes jours, je partagerai avec lui mon savoir et, le cas échéant, je pourvoirai à ses besoins ; je tiendrai ses enfants pour des frères, et, s'ils désirent apprendre la médecine, je la leur enseignerai sans salaire ni engagement. Je ferai part de mes préceptes, des leçons orales et du reste de l'enseignement à mes fils, à ceux de mon maître et aux disciples liés par engagement et un serment suivant la loi médicale, mais à nul autre.

Je dirigerai le régime des malades à leur avantage, suivant mes forces et mon jugement, et je m'abstiendrai de tout mal et de toute injustice. Je ne remettrai à personne du poison, si on m'en demande, ni ne prendrai l'initiative d'une pareille suggestion ; semblablement, je ne remettrai à aucune femme un pessaire abortif. Je passerai ma vie et j'exercerai mon art dans l'innocence et la pureté.

Je ne pratiquerai pas l'opération de la taille, je la laisserai aux gens qui s'en occupent.

Dans quelque maison que j'entre, j'y entrerai pour l'utilité des malades, me préservant de tout méfait volontaire et corrupteur, et surtout de la séduction des femmes et des garçons, libres ou esclaves. Quoi que je voie ou entende dans la société pendant, ou même hors de l'exercice de ma profession, je tairai ce qui n'a jamais besoin d'être divulgué, regardant la discrétion comme un devoir en pareil cas. Si je remplis ce serment sans l'enfreindre, qu'il me soit donné de jouir heureusement de la vie et de ma profession, honoré à jamais des hommes ; si je le viole et que je me parjure, puissé-je avoir un sort contraire ! »

Serment de Maemonide

« Mon Dieu, remplis mon âme d'amour pour l'Art et pour toutes les créatures. N'admets pas que la soif du gain et la recherche de la gloire m'influencent dans l'exercice de mon Art, car les ennemis de la vérité et de l'amour des hommes pourraient facilement m'abuser et m'éloigner du noble devoir de faire du bien à tes enfants. Soutiens la force de mon cœur pour qu'il soit toujours prêt à servir le pauvre et le riche, l'ami et l'ennemi, le bon et le mauvais.

Fais que je ne vois que l'homme dans celui qui souffre. Fais que mon esprit reste clair auprès du lit du malade et qu'il ne soit distrait par aucune chose étrangère afin qu'il ait présent tout ce que l'expérience et la science lui ont enseigné, car grandes et sublimes sont les recherches scientifiques qui ont pour but de conserver la santé et la vie.

Fais que mes malades aient confiance en moi et mon Art pour qu'ils suivent mes conseils et mes prescriptions. Éloigne de leur lit les charlatans, l'armée des parents aux mille conseils, et les gardes qui savent toujours tout : car c'est une engeance dangereuse qui, par vanité, fait échouer les meilleures intentions de l'Art et conduit souvent les créatures à la mort. Si les ignorants me blâment et me raillent, fais que l'amour de mon Art, comme une cuirasse, me rende invulnérable, pour que je puisse persévérer dans le vrai, sans égard au prestige, au renom et à l'âge de mes ennemis. Prête-moi, mon Dieu, l'indulgence et la patience auprès des malades entêtés et grossiers.

Fais que je sois modéré en tout, mais insatiable dans mon amour de la science. Éloigne de moi l'idée que je peux tout.

Donne-moi la force, la volonté et l'occasion d'élargir de plus en plus mes connaissances. Je peux aujourd'hui découvrir dans mon savoir des choses que je ne soupçonnais pas hier, car l'Art est grand mais l'esprit de l'homme pénètre toujours plus avant. »

Moïse Maïmonide XIIe siècle à Cordoue (Espagne)

Théologien, philosophe, médecin

Tu seras un homme mon fils, Rudyard Kipling

Si tu peux voir détruit l'ouvrage de ta vie
Et sans dire un seul mot te mettre à rebâtir,
Ou perdre en un seul coup le gain de cent parties
Sans un geste et sans un soupir ;

Si tu peux être amant sans être fou d'amour,
Si tu peux être fort sans cesser d'être tendre,
Et, te sentant haï, sans haïr à ton tour,
Pourtant lutter et te défendre ;

Si tu peux supporter d'entendre tes paroles
Travesties par des gueux pour exciter des sots,
Et d'entendre mentir sur toi leurs bouches folles
Sans mentir toi-même d'un mot ;

Si tu peux rester digne en étant populaire,
Si tu peux rester peuple en conseillant les rois,
Et si tu peux aimer tous tes amis en frères,
Sans qu'aucun d'eux soit tout pour toi ;

Si tu sais méditer, observer et connaître,
Sans jamais devenir sceptique ou destructeur ;

Rêver, mais sans laisser ton rêve être ton maître,
Penser sans n'être que penseur ;

Si tu sais être dur, sans jamais être en rage,
Si tu sais être brave et jamais imprudent,
Si tu sais être bon, si tu sais être sage,
Sans être moral et pédant ;

Si tu peux rencontrer Triomphe après Défaite
Et recevoir ces deux menteurs d'un même front,
Si tu peux conserver ton courage et ta tête
Quand tous les autres les perdront,

Alors les Rois les Dieux la Chance et la Victoire
Seront à tout jamais tes esclaves soumis,
Et, ce qui vaut bien mieux que les Rois et la Gloire,
Tu seras un homme mon fils !

Lettre d'Abrahm Lincoln à son fils

Il aura à apprendre, je sais,
que les hommes ne sont pas tous justes,
ne sont pas tous sincères.
Mais enseignez-lui aussi
que pour chaque canaille il y a un héros ;
que pour chaque politicien égoïste,
il y a un dirigeant dévoué...
Enseignez-lui que pour chaque ennemi il y a un ami,
Éloignez-le de l'envie,
si vous pouvez,
enseignez-lui le secret
d'un rire apaisé.
Qu'il apprenne de bonne heure
que les despotes sont les plus faciles à flatter...

Enseignez-lui, si vous pouvez,
les merveilles des livres...
Mais laissez-lui un peu de temps libre
pour considérer le mystère éternel des oiseaux dans le ciel,
des abeilles au soleil,
et des fleurs au flanc d'un coteau vert.
À l'école, enseignez-lui
qu'il est bien plus honorable d'échouer
que de tricher...
Apprenez-lui à avoir foi
en ses propres idées,
même si tout le monde lui dit
qu'elles sont erronées...
Apprenez-lui à être doux
avec les doux,
et dur avec les durs.
Essayez de donner à mon fils
la force de ne pas suivre la foule
quand tout le monde se laisse entraîner...
Apprenez-lui à écouter tous les hommes
mais apprenez-lui aussi à filtrer
tout ce qu'il entend à travers l'écran de la vérité,
et à en recueillir seulement les bonnes choses
qui passent à travers.
Apprenez-lui si vous pouvez,
à rire quand il est triste...
Apprenez-lui qu'il n'est aucune honte à pleurer,
Apprenez-lui à se moquer des cyniques
et à prendre garde devant une douceur excessive...
Apprenez-lui à vendre ses muscles
et son cerveau au plus haut prix,
mais à ne jamais fixer un prix
à son cœur et à son âme.
Apprenez-lui à fermer les oreilles
devant la foule qui hurle

et à se tenir ferme et combattre
s'il pense avoir raison.
Traitez-le doucement,
mais ne le dorlotez pas,
parce que seule l'épreuve
du feu forme un acier fin.
Qu'il ait le courage
d'être impatient
et la patience d'être courageux.
Apprenez-lui toujours
à avoir une immense confiance en lui-même,
parce que dès lors, il aura
une immense confiance envers l'Humanité.
C'est une grande exigence,
mais voyez ce que vous pouvez faire...
Il est un si bon garçon, mon fils !

ÊTRES DE LUMIÈRE

Quand le vent laisse la trace
Sur le visage des années ridées
D'argile et de poussière,
Et que le temps marque son empreinte
Jusqu'au creux de la peau.
Charrue de la vie
Qui creuse son sillon
Sur l'épiderme de notre chair,
Alors seulement nous effleurons des yeux
L'objet ultime de notre vie.
Alors apparaît la véritable Lumière
Que l'on croyait pleine,
Et que notre Âme se dresse
Fière et humble de ce qu'elle fit
Pour gravir les marches

Du temple de sa divinité.
Il n'est pourtant nul besoin d'attendre des années de peine
Pour tenir dans nos mains
La quintessence de notre existence.
Dès le premier souffle qui nous mêle
À l'eau, l'air et la terre,
L'omnipotence divine resplendit en nous de mille feux.
Soulageons notre terre et notre corps
De leurs maux et de leurs chaînes,
Afin de leur prodiguer le bon, le bien et le beau.
Approchons au plus près de notre âme,
Au creux de laquelle l'étincelle céleste donna vie.
Allons au plus loin de l'imagination
Chercher la vibration divine qui nous anime
Et nous offre le Tout.
Libres de nos croyances humaines
Qui nous ligotent les ailes
Et nous enferment dans l'ignorance obscure de ce que nous sommes,
Nous rayonnons du sourire des heureux repentis
Dont l'orgueil évanoui
Ouvre le magnifique reflet
De notre essence originelle
D'Êtres de Lumière.

Poème *« Êtres de Lumière »,* extrait du livre *« ECRISTOILE »*, publié en 2009.
Texte d'Olivier ABOSSOLO (www.lasanteparlharmonie.com)
Peinture *« Êtres de Lumière »* de Claire DUPREZ (www.claireduprez.com)

Bibliographie

- Rupert Sheldrake, *Réenchanter la science*, Albin Michel, 2013.

  On doit à ce biochimiste britannique, pionnier de la découverte du processus de vieillissement cellulaire, l'une des plus grandes controverses de la science moderne. Avec sa théorie de la « résonance morphique » et des « champs morphogénétiques » publiée au début des années 1980, il a remis en question certaines bases de la science. Après s'être orienté vers des recherches en parapsychologie qui ont entretenu la polémique, il s'attaque aujourd'hui à ce qu'il qualifie de « dogmes absolus » – la nature est une machine, la matière est inconsciente, les phénomènes paranormaux n'existent pas, la conscience est produite par le cerveau... – qui empêchent la recherche d'avancer, l'esprit humain d'évoluer. En s'appuyant sur des données très récentes, il relève dans différents domaines – physique, neurosciences, médecine, biologie... – les contradictions dans lesquelles il estime que la science d'aujourd'hui s'enferre. Pour lui, ces pures croyances matérialistes limitent notre vision du monde. Un essai captivant sur les capacités de l'esprit humain à appréhender l'indicible, qui ouvre une fenêtre sur ce que la science pourrait être demain.

- Dr Gérard Dieuzaide, *Libérez-vous de ces matières parasites*, Éditions Guy Trédaniel, 2011.

  Un ouvrage inédit sur une nouvelle discipline : la posturologie bioélectromagnétique. Le Dr Dieuzaide a démontré qu'en présence d'une substance polluante (monture de paire de lunettes, métal d'un composite dentaire, stérilet, bijou ou matière synthétique), le fonctionnement global de l'organisme est perturbé, entraînant une perte d'énergie notoire, des douleurs musculaires ou articulaires, etc. Fort de cette découverte, il a mis au point une méthode simple et révolutionnaire, développée dans cet ouvrage illustré accompagné d'un DVD. Un guide pratique pour détecter, seul ou en famille, son électrosensibilité aux matières qui vous parasitent. Des tests simples à réaliser, une démarche facile à suivre, pas à pas, grâce à la technique illustrée par de nombreuses photos et le DVD. Une méthode efficace validée par des sportifs de haut niveau.

- Jérôme d'Arcy, *La guérison est en vous !*, Éditions Publishroom, 2016.

  « La naturopathie ne vise pas à remplacer la médecine mais au contraire à la compléter. Entre témoignages, études et preuves scientifiques, Jérôme d'Arcy vous propose ici des pistes de réflexion pour aborder la maladie et la guérison différemment. C'est en changeant de regard sur nous-même et le monde qui nous entoure, en devenant acteur et créateur de notre bien-être, que nous parviendrons à vivre plus longtemps et en meilleure santé. Certains l'ont déjà compris et nous le révèlent ici, au travers de témoignages, parfois bouleversants. Ce qui a été possible pour eux, peut aussi l'être pour vous. Alors, n'attendez pas demain pour guérir durablement ! »

- Alain de Luzan, *Votre santé en lieu sûr, des solutions pratiques grâce à la géobiologie*, Éditions Le Courrier du livre, 2006.

  La géobiologie est l'étude de l'influence du lieu sur la santé des êtres vivants — humains, animaux et plantes. Cet ouvrage explore l'impact des agressions que nous subissons en permanence souvent sans le savoir : pollution électrique due aux lignes à haute tension et aux multiples appareils dont sont équipées nos maisons, téléphonie mobile, pollution chimique, bruit et prolifération des risques nucléaires... II met en évidence le rôle essentiel des courants telluriques, cours d'eau souterrains et rayonnements ionisants sur notre santé. L'auteur explique comment ces dangers affaiblissent nos défenses immunitaires et influencent, parfois très largement, notre équilibre global. Cet ouvrage propose de nombreuses solutions pour s'en prémunir et minimiser ces nuisances, qu'elles soient d'origine naturelle ou liées au « progrès ». Bien connue de nos ancêtres puis oubliée, la géobiologie est aujourd'hui reconnue comme un facteur incontournable dans la prévention des maladies chroniques ou dégénératives. Cette science pluridisciplinaire pourrait s'avérer, au fil des prochaines décennies, la grande alliée du monde médical. Il était grand temps de s'intéresser au chaînon manquant de la santé : le lieu de vie.

- Daniel Luc, *Devenir sourcier, Méthode pratique illustrée*, Éditions Trajectoires, 2008.

L'auteur propose ici un véritable cours pratique pour devenir un sourcier qui découvre de l'eau : type d'instruments, maintien des baguettes, premiers essais, techniques de prospection, utilisation complémentaire du pendule, estimation de la profondeur et du sens du courant, du débit et du point de forage, en évitant les pièges de l'autosuggestion ou du spectacle. Plusieurs exemples vous sont proposés pour vous faciliter l'apprentissage. Car le succès est garanti s'il y a de l'eau et si vous suivez à la lettre les indications de ce véritable guide pratique du sourcier. Cette prospection ancestrale revient au goût du jour avec l'envie de nombreux Français de retourner à la campagne et d'utiliser le trésor naturel d'une source cachée dans le sous-sol de leur terrain. L'auteur pratique en professionnel ce type d'investigation depuis de nombreuses années. Ouvrage pratique et illustré de nombreuses photos.

- Paul Thévenot, *Ondes et santé*, Éditions Ambre, 2011.

En route vers la médecine énergétique environnementale et préventive, Paul Thévenot, l'auteur, nous accompagne, des découvertes de la physique classique à celles des physiques scalaire et quantique. Il met en lumière, principalement, les méfaits des ondes de haute fréquence pulsée (portables,

DECT, Wi-Fi, Wii, Bluetooth, CPL, antennes-relais, et autres micro-ondes). Il nous permet ainsi de comprendre l'explosion de maladies graves comme les cancers et les tumeurs et le développement de pathologies fréquentes et pourtant évitables comme Alzheimer, la maladie de Lyme, les allergies ou les problèmes de sommeil. Autodidacte, et non scientifique de formation, l'auteur expose ses découvertes concernant ces maladies de civilisation en un langage précis, simple, accessible à tous. Dix ans nous séparent encore de la plus grande catastrophe sanitaire de tous les temps. Mais la médecine du IIIe millénaire est née et son élan est désormais irrésistible.

- Régis et Brigitte Dutheil, *L'homme superlumineux*, Éditions Sand, 2012.

La structure de notre conscience et celle de l'univers : une problématique au cœur des préoccupations des physiciens d'aujourd'hui. Grâce aux nouveaux accélérateurs de particules, les physiciens arrivent à propulser des particules (les tachyons) à une vitesse proche de celle de la lumière (300 000 km par seconde). À ces vitesses extrêmes, les lois qui régissent notre univers n'ont plus cours. Le professeur Régis Dutheil a montré par ses calculs et ses travaux que la théorie de la relativité n'était pas incompatible avec celle des tachyons, à condition de considérer une double réalité, l'une sous-lumineuse, l'autre superlumineuse. La première est celle de notre monde où le temps va du passé au futur en suivant le rythme des événements. La seconde est celle d'un univers complémentaire et symétrique au nôtre, qu'il a baptisé « espace-temps superlumineux », où la lumière peut se déplacer de 300 000 km/s à l'infini, où tout est instantané. Notre notion de temps n'existe donc plus et l'être superlumineux peut se déplacer d'un bout à l'autre de l'espace. Cet univers n'est constitué que d'informations et de conscience : toutes les informations (passé, présent, futur) et la conscience de toute l'humanité. C'est une thèse qui rejoint les intuitions de certains philosophes de l'Antiquité et bouleverse les notions mêmes de naissance et de mort.

- Christopher Vasey, *Petit traité de naturopathie*, Éditions Jouvence, 2006.

  « Il est rare qu'une personne atteinte dans sa santé se demande : pour quelle raison suis-je malade ? Que se passe-t-il réellement dans mon corps ? Au contraire, toute son attention [...] est concentrée sur les symptômes [...] de sa maladie. D'ailleurs, tous les moyens mis en œuvre visent en priorité à faire disparaître ces symptômes le plus vite possible », dit Christopher Vasey. Plutôt que chercher à en éliminer les signes seulement, comme le fait la médecine allopathique, la naturopathie propose une autre approche de la maladie qui vise à en comprendre et à en éviter les causes. Or, pour le naturopathe, la cause majeure des maladies relève de l'encrassement, des surcharges ou des carences de notre terrain, à savoir « l'ensemble des liquides organiques dans lesquels baignent les cellules, le sang, la lymphe, etc. ». Voici un message plein d'espoir : grâce aux principes naturopathiques, chacun peut agir sur son terrain, donc sur sa santé et ses maladies, en entreprenant une démarche pour le rééquilibrer !

- Masaru Emoto, *Les messages cachés de l'eau*, Éditions Trédaniel, 2004.

  Les découvertes du docteur Emoto révolutionnent notre vision de l'univers. Utilisant les prises de vue à vitesse ultrarapide, le Dr Masaru Emoto s'est aperçu que les cristaux d'eau formés par le gel révèlent la transformation subie par l'eau lorsque des pensées spécifiques et convergentes sont dirigées vers elle. Il a découvert que l'eau de source et l'eau exposée à la vibration de mots bienveillants laissent apparaître des formes brillantes, complexes et colorées, rappelant les motifs des flocons de neige. Inversement, l'eau polluée et celle qui a été exposée à des pensées négatives produisent des motifs incomplets, asymétriques, aux couleurs ternes. Les implications de cette recherche entraînent une nouvelle conscience de l'impact positif que nous pouvons avoir sur la Terre ainsi que sur notre santé. « *Les Messages cachés de l'eau* est un livre sublime. À travers son génie de la photo et ses exceptionnels talents scientifiques, le Dr Masaru Emoto a réalisé un livre qui a la dimension d'un véritable trésor mystique. Sa contribution à la recherche dans le domaine de la conscience spirituelle témoigne d'un grand accomplissement. »

- Florian Lucas, *Comment devenir un bon magnétiseur*, Éditions Exergue, 2017.

Le magnétisme rétablit l'harmonie, l'équilibre du corps, de l'âme et de l'esprit. Le potentiel magnétique varie d'un individu à l'autre en fonction de la condition physique, de l'expérience, mais aussi du degré de sensibilité de chacun. Grâce à la pratique régulière d'exercices spécifiques, vous pourrez ressentir l'énergie et la canaliser pour réaliser des soins, détecter des points d'eau ou nettoyer les personnes et les lieux...Découvrez :

Les techniques de base du magnétisme. Les différentes passes magnétiques illustrées selon les pathologies à traiter. Les outils du magnétiseur : pendule, baguette de sourcier, échelle de Bovis... Comment nettoyer les personnes et les lieux. Des exercices pratiques de magnétisme appliqués sur les plantes, les fruits, l'eau, les cristaux...

Un diagramme pour tester votre degré de magnétisme. Des quiz pour affiner vos perceptions. Les alliés du magnétiseur : prières, méditation, anges gardiens...

Un manuel pratique illustré pour faciliter l'apprentissage des gestes et des passes magnétiques, ainsi qu'une multitude de conseils pour amplifier votre potentiel et améliorer vos résultats, jour après jour...

- Dr Gérard Dieuzaide, *Testing Thérapie : votre corps ne ment jamais*, Éditions Dangles, 2019.

Dans cet ouvrage, le docteur Gérard Dieuzaide propose une méthode thérapeutique qui repose sur des tests corporels performants et faciles à reproduire. Ces tests donnent aux praticiens comme à tout un chacun les moyens de reconnaître certaines agressions environnementales ou émotionnelles en sachant lire et observer les réactions du corps. Les réponses apportées relèvent du réflexe, aussi la fiabilité des informations recueillies ne saurait-elle être mise en doute. Toute matière disposant d'une signature électromagnétique, il importe de prêter attention aux éléments étrangers dans notre quotidien (lunettes, bijoux, matériaux de soin dentaire, teintures capillaires...) en évaluant leur influence sur l'organisme. « Testing Thérapie » révèle des intolérances, des inconforts et des affections chroniques difficiles à diagnostiquer (fibromyalgie, maux de tête, troubles du sommeil, douleurs articulaires, vertiges...). Testez-vous, le corps ne ment jamais, alors faites-lui confiance.

- Edgar Morin, *Penser global.*

La définition de l'humain est trinitaire : elle comporte à la fois l'individu, la société humaine et l'espèce biologique. Pas un tiers de chaque : l'humain est 100 % individu, 100 % social, 100 % biologique. Or dans l'enseignement et la recherche, ces trois notions fondamentales sont dramatiquement disjointes. Nulle discipline n'enseigne la complexité humaine. Il est urgent de penser l'humain dans sa globalité. Ce livre constitue une tentative passionnante de pensée globale. Edgar Morin considère l'humain dans sa globalité sous l'angle de l'univers physique, puis sous celui de l'évolution biologique, enfin dans l'histoire, la mondialisation et l'avenir de l'humanité. Il en ressort que nous avons le plus grand mal à penser global, à penser complexe. Notre pensée est binaire, nous pensons « ou bien » quand il faudrait penser « et ». Par exemple, le modèle économique mondialisé conduit à l'épuisement des ressources de la planète. La question n'est pas croissance « ou bien » décroissance, mais croissance « et » décroissance pour faire la synthèse entre les bonnes pratiques à travers le globe. Enfin, penser global, c'est penser complexe, c'est toujours considérer le tout et la partie, c'est penser l'incertitude, c'est éviter la rationalité fermée, la dogmatisation, la croyance en une vérité totale.

Envisager l'humanité à travers le prisme de cette pensée complexe, c'est comprendre que nous vivons dans un âge de fer planétaire, une préhistoire de l'esprit humain. Nous en sommes au commencement.

Né en 1921, Edgar Morin est un sociologue et philosophe français. De 1977 à 2004, au Seuil, il publie en six volumes son œuvre majeure, *La Méthode*, dans laquelle il argumente et dévoile sa pensée. Récompensé de nombreux prix, il est l'un de nos plus grands penseurs.

VIDEOTHEQUE

- Rupert Sheldrake, *Réenchanter la science*, Albin Michel, 2013.

  https://www.youtube.com/watch?v=BcLk7jEQfx0

- Dr Gérard Dieuzaide, *Libérez-vous de ces matières parasites*, Éditions Guy Trédaniel, 2011.

  https://www.youtube.com/watch?v=yVteUqSLIW0

- Clinique intégrative MONTAGARD (Avignon), Olivier ABBOSSOLO.

  https://www.youtube.com/watch?v=fcCOpUtW-CU

- Clinique et programme Équilibre Humanitude – Saint-Christophe (Bouc-Bel-Air), Sabine et Camille GIORDANO.

  https://www.youtube.com/watch?v=6fEKrnWiprE

- Brigitte Dutheil, « Entretien sur le livre *L'homme superlumineux* », entretien.

  https://www.youtube.com/watch?v=iGh-UtRUGdM

- *Libérez-vous des émotions négatives avec l'EFT*, Jean-Michel Gurret.

  https://www.youtube.com/watch?v=3JmUObB77HM

- « Le message de l'eau de Masaru Emoto », documentaire 2014.

  https://www.youtube.com/watch?v=-eghWmp5aDk

- Dr Christian Agrapart – « La chromatothérapie médecine du futur ».

  https://www.youtube.com/watch?v=wbrof0MNalM

- PHYSIOQUANTA MILTA, interviex Dr Abossolo.

  https://www.youtube.com/watch?v=7wBTcgDiaHs

- Consultation énergétique avec iridoscope et caméra GDV par Christian Bordes.

  https://www.youtube.com/watch?time_continue=6&v=r6XsR-Iir5A

- Elizabeyh BLACKBURN – « La science des cellules qui ne vieillissent pas ».

  https://www.ted.com/talks/elizabeth_blackburn_the_science_of_cells_that_never_get_old/transcript?language=fr

- Michel ODOUL – « La maladie et le champ d'information ».

  https://www.youtube.com/watch?v=sLowMf7Fxho&feature=emb_logo

- A F POPP : expérience des biophotons.

  https://www.youtube.com/watch?v=O-nz1DnPygM&feature=emb_logo

- Exemple séance de kinésiologie.

  https://www.youtube.com/watch?time_continue=4&v=572rA6tz2ZI&feature=emb_logo

- C'est quoi le BLOB.

  https://www.youtube.com/watch?v=Cl8wmM1XNwA&feature=emb_logo

- Luc Bodin – « Comment faire des soins énergétiques ».

  https://www.youtube.com/watch?v=8zKlGs0izx0

- Documentaire, « Mémoire de l'eau ».

  https://www.dailymotion.com/video/x3sbctn

Table des matières

www.ingramcontent.com/pod-product-compliance
Lightning Source LLC
LaVergne TN
LVHW021228061026
849535LV00008B/2972
* 9 7 8 2 3 4 3 2 2 4 7 5 6 *